COMER PARA GANAR

Fernando Mata

Comer para ganar

La guía definitiva de la nutrición deportiva

Hestia

© Hestia, 2025
Un sello de Editorial Pinolia, S. L.
Calle de Cervantes, 26
28014, Madrid
© Fernando Mata Ordóñez, 2025

www.editorialpinolia.es
info@editorialpinolia.es

Primera edición: enero de 2025

Depósito legal: M- 26526-2024
ISBN: 978-84-12864-78-6

Maquetación: Irene Sanz
Diseño cubierta: Óscar Álvarez
Impresión y encuadernación: Liberdúplex, S. L.

Printed in Spain - Impreso en España

ÍNDICE

1

LA ENERGÍA EN LA HISTORIA DE LA VIDA Y DEL DEPORTISTA

La energía es un capítulo esencial en la nutrición. No podemos comprender nada de este concepto, nada de lo que ocurre en un atleta, ni en ti, ni en mí, sin entender lo esencial que es la energía. La energía es la moneda básica de la vida. Como señala Vaclav Smil en su libro *Cómo funciona el mundo*, en términos de física fundamental, cualquier proceso —ya sea la lluvia, una erupción volcánica, el crecimiento de las plantas, la depredación o incluso el avance del conocimiento humano— puede definirse como una secuencia de conversiones energéticas.

Todas las funciones biológicas dependen de la capacidad de un organismo para adquirir y distribuir este recurso finito. Como decía Norman Chetham: «Nada en biología (ni en ninguna otra ciencia, en realidad) tiene sentido, excepto en el contexto de la energía y sus transformaciones». Recuerdo haber estudiado en ecología a Alfred Lotka, quien afirmaba: «El objetivo elemental de la lucha por la vida, en la evolución del mundo orgánico, es la energía disponible».

SOMOS ANIMALES NACIDOS PARA CORRER

Somos animales de resistencia, lo que sugiere que en algún momento de nuestra evolución esta capacidad nos brindó una ventaja evolutiva. Existen varias teorías para explicar este hecho. Una de ellas se relaciona con nuestra capacidad para disipar el calor a través de la sudoración. Pocos animales poseen esta habilidad. De hecho, hasta donde sé, solo lo tienen los humanos, los caballos, los burros, los camellos y alguno más. Hablaremos de ello en el capítulo dedicado a la hidratación. Nuestra resistencia al calor es notable. Esta capacidad para regular la temperatura mediante el sudor nos lleva a perder una gran cantidad de agua, pero nos ofrece la ventaja de poder realizar largas caminatas o carreras bajo el calor, cuando muchos depredadores prefieren descansar a la sombra.

Si observamos a los Kung San (bosquimanos) del sur de África, ellos no llevan ni comida ni agua en cacerías de hasta treinta kilómetros, ya que esto les estorbaría. Estas cacerías se realizan en temperaturas extremas de entre 40 y 46 °C, temperaturas que incluso en Córdoba no se alcanzan en verano. En esas condiciones, los humanos pueden superar a antílopes como el eland y el gemsbok, que carecen de mecanismos eficientes de sudoración y se sobrecalientan tras correr durante horas perseguidos por los bosquimanos. Los humanos, en cambio, solo se ven obligados a detenerse cuando su temperatura corporal central supera los 42 °C.

Según esta teoría, somos animales de resistencia, a diferencia de otras especies que se especializan en el *sprint*. Si comparas a un león (30 m/s) o a un caballo de pura sangre (19 m/s) con el humano más rápido, no tenemos mucho que hacer, pero somos capaces de mantener un ritmo constante. Los maratonistas de élite, por ejemplo, pueden correr a una velocidad de 5,6 m/s durante más de dos horas, comparable a la velocidad de los ñus, que corren a 5,1 m/s. Incluso, los caballos que tradicionalmente llevaban el correo antes del ferrocarril también tienen un ritmo similar. Los mamíferos en libertad rara vez recorren grandes distancias diarias, con la excepción de los perros husky, que en condiciones polares pueden correr hasta 1 800 km en ocho días, como en la carrera de trineos que se celebra entre Fairbanks y Nome, Alaska. Sin embargo, en condiciones de calor, seguimos siendo superiores en resistencia.

Los primeros registros de esfuerzos humanos para superar los límites de la resistencia se remontan a 1861, cuando Edward Payson Weston caminó 713 km desde Boston hasta Washington para asistir a la investidura de Abraham Lincoln. Posteriormente, Weston se propuso caminar 800 km en seis días, lo cual logró en su tercer intento en diciembre de 1874 en Newark, Nueva Jersey, proclamándose campeón mundial de pedestrismo. Estas carreras de seis días enfrentaban a atletas que caminaban y trotaban alrededor de pistas interiores de menos de 100 m durante 144 horas. En 1987, Yiannis Kouros cubrió 1 060 km en una carrera de seis días, desde Sídney hasta Melbourne, con una velocidad promedio de 7,8 km/h. Se registró un gasto energético total de 55 970 kcal (9 328 kcal/día en promedio), alcanzando un pico de 15 367 kcal el primer día. La invención de la bicicleta relegó las carreras pedestres de seis días a un segundo plano, y dio lugar a competiciones como el Tour de Francia, que comenzó en 1903. En esa primera edición, los ciclistas recorrieron 2 428 km en seis días, siendo Maurice Garin el ganador, con un gasto estimado de 38 000 kcal. Hoy en día, la prueba cubre alrededor de 3 500 km, y el gasto energético diario de los ciclistas se estima en unas 8 000 kcal, lo que se traduce en unas 168 000 kcal durante las veintiuna etapas. En una competición más reciente, la Race Across America, un atleta que completó quemó aproximadamente 18 000 kcal diarias, con un gasto total de 179 650 kcal en 9 días y 16 horas. Sorprendente ¿verdad? ¡Necesitamos energía!

CRISIS DE COMBUSTIBLE: CÓMO EL CUERPO PRODUCE ENERGÍA DURANTE EL EJERCICIO

En cada edición de los Juegos Olímpicos, los cuerpos de los atletas llevan a cabo cientos de reacciones químicas que les permiten llevar sus capacidades al límite. Estas hazañas son posibles gracias a una compleja orquestación de respuestas fisiológicas y metabólicas que facilitan el rendimiento.

El éxito en muchos deportes está directamente relacionado con la capacidad de resolver lo que podríamos llamar una «crisis de combustible». En otras palabras, debemos producir energía en la medida que lo demanda el deporte, ya sea por segundos, minutos o incluso días.

Durante el ejercicio, el cuerpo puede requerir entre cincuenta y cien veces más adenosín trifosfato (ATP) que en estado basal. El mantenimiento de los niveles de ATP en las células musculares se logra a través de diversos sistemas de transferencia de energía presentes en el organismo. Estos sistemas aseguran que la producción energética se ajuste a la demanda, independientemente de la intensidad o duración del ejercicio, garantizando así un suministro continuo de energía.

La energía total que gastamos en todos nuestros procesos biológicos se conoce como gasto energético total (GET). Este se compone de varios elementos que me gustaría explicar rápidamente. Una parte importante es la energía que necesitamos simplemente para mantenernos vivos, conocida como gasto metabólico basal. A esto se suma la energía requerida para la digestión y procesamiento de alimentos, para nuestras actividades diarias y, por supuesto, para realizar ejercicio.

En los últimos diez años, en el contexto del rendimiento deportivo, ha surgido un gran interés en lo que se ha denominado como «un gigante dormido»: la disponibilidad energética. Según el Colegio Americano de Medicina del Deporte, en su declaración de 2016, la energía es la piedra angular del rendimiento deportivo: sin energía, no hay rendimiento. Este concepto de disponibilidad energética se refiere a la cantidad de energía disponible para sustentar los procesos fisiológicos fuera del ejercicio. Desde los años ochenta, numerosos estudios han demostrado que, cuando hay poca energía disponible, el organismo —como sucede en todos los seres vivos— implementa mecanismos para redistribuir la energía hacia los procesos más necesarios para la vida. El término «deficiencia energética», popular en la nutrición deportiva actual, hace referencia a la energía restante tras restar el gasto energético

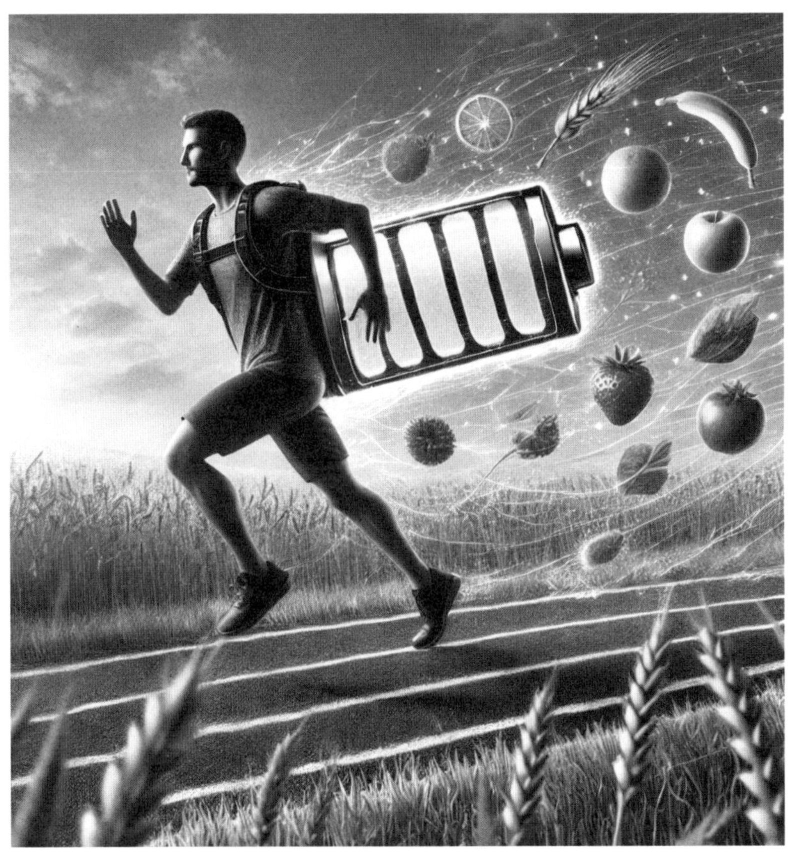

durante el ejercicio de la ingesta diaria, todo en relación con la masa libre de grasa.

Está bien documentado que una baja disponibilidad energética altera diversos parámetros endocrinos y fisiológicos, como el metabolismo óseo y las hormonas reproductivas. Aunque se han intentado establecer umbrales para identificar cuándo se producen estas afecciones, determinar con precisión este límite es complicado. La relación entre la magnitud y la duración de la deficiencia energética y el rendimiento deportivo es menos clara. Como sugiere mi colega José Lisandro Areta en uno de sus artículos, las respuestas fisiológicas a la deficiencia energética buscan garantizar la conservación de la energía. Por tanto, cabría esperar que procesos energéticamente exigentes como la contracción muscular o el alto rendimiento físico se vieran gravemente afectados. Sin embargo, el cuerpo humano, esta «máquina» como lo llamaría Descartes, es increíblemente eficiente. En algunos casos, el rendimiento puede incluso mejorar bajo ciertas condiciones de deficiencia energética.

Existen ejemplos documentados en la literatura científica de atletas de élite, como corredores de media distancia o ciclistas de nivel mundial, que han mantenido un alto rendimiento a pesar de una deficiencia energética. No me malinterpretes, no insinúo que la baja disponibilidad energética sea deseable; de hecho, cuando es extrema, puede comprometer tanto la salud como el rendimiento del deportista. Sin embargo, algunos atletas logran mantener un rendimiento de alto nivel con cierta deficiencia energética.

Este fenómeno puede parecer paradójico: el cuerpo activa respuestas fisiológicas para conservar energía, pero la capacidad física, una función que requiere mucha energía, se mantiene o incluso mejora. Para entenderlo mejor, debemos verlo desde una perspectiva evolutiva. La capacidad física es crucial para la supervivencia, y la intermitente escasez de energía ha sido una presión evolutiva clave. Todos los seres vivos, desde las bacterias hasta los humanos, hemos desarrollado mecanismos para hacer frente a estas presiones, con adaptaciones a nivel celular, subcelular e incluso comportamental.

Nunca en la historia de nuestra especie hemos tenido tanto acceso a alimentos como hoy. De hecho, la ciencia ha demostrado que la restricción calórica puede reducir la incidencia de enfermedades y aumentar la esperanza de vida en diversas especies, incluidos los macacos, y se sugiere que lo mismo podría aplicarse a los humanos. Esto sugiere que, cuando la energía es escasa, el organismo prioriza la actividad física, mientras que otras funciones fisiológicas, como el crecimiento o la reproducción, se ven afectadas. En otras palabras, cuando la energía es limitada, el cuerpo minimiza el gasto energético en funciones no esenciales y asigna la energía disponible a algo fundamental: la capacidad de movernos.

Ante una baja disponibilidad de energía, si se suprimiera la capacidad de realizar actividad física, sería contraproducente, ya que no podríamos buscar alimentos. Así, existe una jerarquía en la asignación de energía que prioriza la locomoción y la capacidad física sobre otras funciones, como la reproductiva o el crecimiento. A lo largo de la historia de la vida, el desarrollo de un rasgo suele implicar un sacrificio en otro; la energía es una moneda común que los seres vivos utilizamos para el mantenimiento, crecimiento, reproducción y actividad. Si invertimos mucho en un proceso, necesariamente restamos de otros.

El ser humano tiene una capacidad innata para la resistencia. Cuando aumenta la actividad física, se produce un ajuste en la asignación de energía para otros procesos, asegurando que, incluso con poca disponibilidad de energía, se siga alimentando al músculo para poder movernos. Algunas funciones vitales, como la inmunidad, pueden competir con la locomoción, pero, en última instancia, la evolución ha priorizado nuestra capacidad de movimiento como una herramienta fundamental para la supervivencia.

LA BAJA DISPONIBILIDAD DE ENERGÍA Y SU IMPACTO EN LA SALUD DEL DEPORTISTA

No podemos ignorar el hecho de que la baja disponibilidad de energía está detrás de muchas de las afecciones que experimentan los deportistas. Se considera un factor clave en la etiología de problemas de salud y rendimiento, como se ha reflejado en modelos tanto para atletas masculinos como femeninos, descritos por el Comité Olímpico Internacional bajo el concepto de Disponibilidad Energética Relativa en el Deporte (RED). Este concepto también tiene raíces en modelos anteriores, como la tríada de la atleta femenina y su contraparte masculina. En ambos casos, el núcleo de los problemas es la baja disponibilidad energética.

Los cambios fisiológicos que se producen por la baja disponibilidad de energía dependen del sistema afectado, la magnitud de la deficiencia y el tiempo que esta persista. Muchos de estos cambios son adaptativos; es decir, el cuerpo responde a una crisis energética reasignando los recursos disponibles hacia procesos esenciales para la supervivencia. La energía no es infinita, y el cuerpo prioriza las funciones fundamentales en una auténtica jerarquía de asignación.

Es importante destacar que los efectos de la deficiencia energética son diferentes en personas sedentarias y en atletas. En alguien sedentario, una baja disponibilidad energética puede provocar pérdida de masa muscular, mientras que en un deportista que continúa entrenando, el estímulo contráctil ayuda a mantener la masa muscular. Aunque se ha demostrado que la síntesis de proteínas disminuye en condiciones de baja disponibilidad energética, la contracción muscular permite que esta se mantenga, al menos hasta ciertos niveles de deficiencia.

En cuanto a la capacidad aeróbica, aún no hay suficiente evidencia para determinar en qué punto una deficiencia energética comienza a afectar negativamente. Sin embargo, algunos estudios en atletas de élite han mostrado que, incluso con disponibilidad energética limitada, es posible mantener o mejorar la aptitud aeróbica y la capacidad oxidativa muscular.

Alguna reflexión inicial

Antes de concluir, me gustaría compartir algunas ideas del doctor Areta. Primero, aunque la explicación evolutiva nos proporciona un contexto interesante sobre cómo se han desarrollado las respuestas fisiológicas humanas a lo largo de la historia para sobrevivir, no debemos caer en lo que el doctor Lieberman llama «la falacia del salvaje atlético». Las demandas fisiológicas y metabólicas de los cazadores-recolectores y agricultores no son comparables a las de un deportista de élite, que sigue un programa estructurado de entrenamiento con un objetivo claro: el éxito deportivo.

Los deportistas de élite entrenan entre quinientas y mil horas al año, lo que, según el doctor Pontzer, puede asemejarse al tiempo de actividad física de los cazadores-recolectores. Sin embargo, las demandas metabólicas en términos de intensidad y consumo energético son muy diferentes. Por lo tanto, no podemos suponer que las necesidades nutricionales de un atleta moderno sean similares a las de nuestros antepasados.

La segunda reflexión que me parece interesante es que, aunque nuestro cuerpo ha evolucionado para mejorar nuestras probabilidades de encontrar alimentos en la naturaleza, esto no significa que esos mecanismos estén optimizados para el máximo rendimiento en un contexto deportivo. Hoy en día, la nutrición deportiva se basa en las necesidades específicas de cada individuo, adaptadas a las exigencias de diferentes deportes, no en señales fisiológicas como el hambre o la disponibilidad estacional de alimentos. Alimentarse para sobrevivir no es lo mismo que hacerlo para ganar.

Por último, el estrés energético es un factor al que hemos estado expuestos durante millones de años, pero la deficiencia energética no es intrínsecamente positiva o negativa en el contexto del deporte: la dosis es lo que marca la diferencia. Una deficiencia energética moderada puede mantener o incluso mejorar el rendimiento en ciertos aspectos, mientras que una deficiencia grave puede perjudicar la capacidad física e incluso tener consecuencias crónicas para la salud, como la pérdida de densidad ósea o condiciones como la tríada del atleta o RED.

Es igualmente importante considerar el origen de la energía. La composición de macronutrientes también influye en el rendimiento y en las adaptaciones fisiológicas. En particular, la ingesta de carbohidratos es fundamental para mantener los niveles de glucógeno y optimizar el rendimiento deportivo. Empezaremos hablando de su importancia en el próximo capítulo. Ahora, no cierres el libro y acompáñame.

A modo de conclusión, es evidente que la baja disponibilidad de energía desempeña un papel crucial en la salud y el rendimiento de los deportistas, siendo un factor subyacente en muchas de las afecciones que enfrentan tanto hombres como mujeres en el ámbito deportivo. El concepto de Disponibilidad Energética Relativa en el Deporte (RED) nos ofrece una visión clara de cómo esta situación impacta de manera negativa en el equilibrio fisiológico, llevándonos a comprender que la energía no solo es un recurso, sino una herramienta indispensable para el correcto funcionamiento del cuerpo ante las demandas del entrenamiento.

El cuerpo humano, adaptado para sobrevivir en entornos de escasez, responde a la falta de energía reasignando sus recursos hacia las funciones esenciales, pero esta capacidad de adaptación tiene límites. En el contexto deportivo, es fundamental la energía tanto en la cantidad, como en la calidad de los nutrientes. El rendimiento óptimo no se alcanza simplemente cubriendo necesidades básicas, sino a través de un enfoque detallado en la ingesta de macronutrientes, como los carbohidratos, que juegan un rol vital en la reposición de glucógeno y el mantenimiento de la capacidad física.

La nutrición deportiva, por tanto, debe ajustarse a las exigencias de cada disciplina y deportista, reconociendo que alimentar el cuerpo para rendir es diferente que hacerlo solo para sobrevivir. Asimismo, si bien una deficiencia energética moderada puede tener efectos positivos en ciertos aspectos del rendimiento, una deficiencia grave acarrea riesgos significativos para la salud a largo plazo, como la pérdida de densidad ósea o desequilibrios hormonales.

En resumen, para maximizar el potencial de los deportistas es esencial encontrar un equilibrio energético que apoye las demandas físicas y respete también los límites biológicos del cuerpo. Alimentar de manera adecuada no es solo una estrategia para ganar, sino una inversión en la salud a largo plazo y en la sostenibilidad del rendimiento deportivo.

2

LA MARATÓN DE BOSTON: CARAMELOS Y TABACO DE MASCAR

Las maratones de Boston de 1924 y 1925 serán recordadas, entre otras cosas, por su contribución a la nutrición deportiva. Fue en 1923 cuando Samuel Levine, Burguess Gordon y Clifford Derick analizaron varios parámetros en una pequeña muestra de once corredores que participaron en la maratón de Boston, celebrada el 19 de abril. Los investigadores descubrieron que, de manera sorprendente, la mayoría de los corredores experimentaron una caída en los niveles de glucosa en sangre. Al final de la carrera, algunos mostraban síntomas alarmantes como espasmos, piel fría y húmeda, palidez extrema, irritabilidad nerviosa, colapsos e incluso incontinencia. Aquellos corredores que mantuvieron niveles normales de glucosa en sangre no presentaron estos síntomas. Entre ellos se encontraba el ganador de la carrera, quien además rompió el récord mundial en esa edición.

Un caso que quedó para la posteridad fue el del corredor número 37, quien se desplomó debido a la hipoglucemia y tuvo que ser llevado inconsciente por la policía. Este fue el primer estudio que evidenció la relación entre los niveles de glucosa en sangre, la condición física del corredor y la fatiga. Como resultado, los investigadores recomendaron a los atletas una

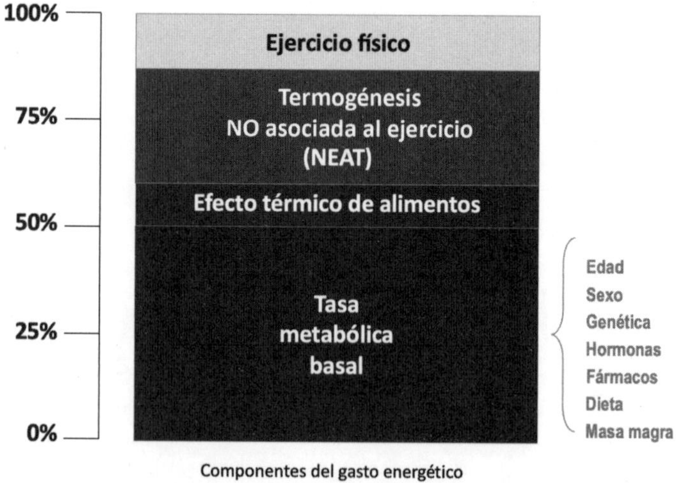

Crisis de combustible: cómo el cuerpo produce energía durante el ejercicio.

dieta moderadamente alta en carbohidratos durante la temporada siguiente, así como una ingesta elevada de estos en las veinticuatro horas previas a la carrera. Además, observaron que algunos corredores presentaban síntomas de hambre y debilidad entre las millas 14 y 18. Por ello, recomendaron una dieta rica en carbohidratos antes de la carrera y la ingesta de caramelos de glucosa durante la misma. Incluso, se ofrecía té con alto contenido de azúcar en las estaciones a lo largo del recorrido.

Este antiguo estudio está lleno de anécdotas interesantes. Por ejemplo, uno de los corredores solía experimentar hipoglucemia después de la milla 14 si no consumía azúcar. Aunque se le proporcionaron caramelos de glucosa, tuvo que abandonar en la milla 18 debido al entumecimiento causado por el frío extremo de esa edición. Cuando se le midió el nivel de glucosa en sangre, sorprendentemente, estaba dentro del rango normal, lo que mostró que la ingesta de azúcar había prevenido la hipoglucemia. Otros, que presentaban síntomas de agotamiento entre las millas 10 y 12, llegaron en malas condiciones a la primera estación y se sintieron tentados a retirarse, pero fueron persuadidos a continuar tras ingerir té y caramelos. Después de reponer fuerzas, pudieron completar la carrera.

Al preguntar a uno de los corredores sobre su experiencia, expresó: «Me sentí bien, excepto por la debilidad y el hambre», y agregó que se sintió mejor después de comer los caramelos. Muchos mencionaron cómo la ingesta de azúcar durante la carrera mejoró su estado general y sus tiempos. Algunos comentarios fueron: «No habría podido hacerlo sin los caramelos, ni en broma» o «si no hubiera comido los caramelos, no habría podido terminar». Estos estudios realizados a principios del siglo pasado comenzaron a mostrar cómo los carbohidratos son fundamentales para mejorar el rendimiento deportivo.

Para finalizar, no puedo dejar de mencionar al ganador de la maratón de Boston de 1925, Chuck Mellor, quien no corrió con caramelos, sino con la mejilla llena de tabaco de mascar. Además, se cuenta que utilizó una edición del periódico *Boston Globe* para protegerse del frío, metiéndola dentro de su camiseta. Mellor terminó la carrera en un tiempo de 2:33:00.

En conclusión, la historia de las maratones de Boston de los años veinte está marcada por las hazañas de corredores que rompieron récords, además de por los descubrimientos que revolucionaron el entendimiento de la nutrición deportiva. El estudio de Levine, Gordon y Derick sobre el impacto de la glucosa en el rendimiento físico sentó las bases de lo que hoy consideramos principios fundamentales para la resistencia en el deporte: la importancia de los carbohidratos como fuente de energía.

Aquellos corredores que superaron los límites de su cuerpo, como el número 37, quien sucumbió ante la hipoglucemia, o Chuck Mellor, que desafió el frío con un puñado de tabaco y un periódico, ilustran el espíritu de una época en la que la ciencia empezaba a entrelazarse con la competición en el deporte. Estos pioneros, a menudo sin saberlo, fueron los primeros en experimentar los beneficios de unas estrategias rudimentarias basadas en los carbohidratos durante una carrera de resistencia.

Hoy, lo que para ellos eran simples caramelos de glucosa o tazas de té azucarado se han convertido en sofisticadas fórmulas de nutrición deportiva. Pero, en aquel entonces, estos pequeños avances hicieron una gran diferencia. Nos enseñaron que la fatiga, el hambre y el agotamiento extremo no eran solo desafíos inevitables, sino condiciones que podían ser mitigadas con una correcta preparación y alimentación. Estos descubrimientos fueron el principio de una larga evolución en la ciencia deportiva, donde el cuerpo humano dejó de verse como una simple máquina que se mueve con fuerza de voluntad, para entenderse como una compleja entidad bioquímica que necesita el combustible adecuado para alcanzar su máximo potencial.

Así, las carreras de la década de 1920 se establecen como competiciones épicas de resistencia, como hitos en el viaje hacia el conocimiento que permitió a los atletas, tanto entonces como ahora, ir más allá de sus propios límites.

3

CIENTÍFICOS ESCANDINAVOS, GLUCÓGENO Y RENDIMIENTO

La década de 1960 marcó un punto de inflexión en la historia de la fisiología del ejercicio y la nutrición deportiva. Utilizando la técnica de la biopsia percutánea, los investigadores pudieron extraer pequeñas muestras de tejido muscular (100-200 mg) para estudiar el efecto del entrenamiento, la dieta y otras manipulaciones sobre el metabolismo, la histología y la contracción muscular.

Dos científicos suecos, los doctores Jonas Bergström y Eric Hultman, realizaron una serie de experimentos pioneros en esta área. Motivados por su curiosidad y dedicación, decidieron utilizarse a sí mismos como sujetos de estudio. En un experimento inicial, ambos se sentaron a cada lado de una bicicleta, pedaleando con una pierna mientras la otra descansaba, hasta alcanzar el agotamiento. Inmediatamente después, se realizaron biopsias en ambas piernas para analizar los niveles de glucógeno.

Durante los días siguientes, siguieron una dieta rica en carbohidratos y tomaron nuevas biopsias en ambas piernas en las mañanas del segundo y tercer día. Los resultados mostraron que el contenido de glucógeno en la pierna ejercitada era extremadamente bajo inmediatamente después del ejercicio,

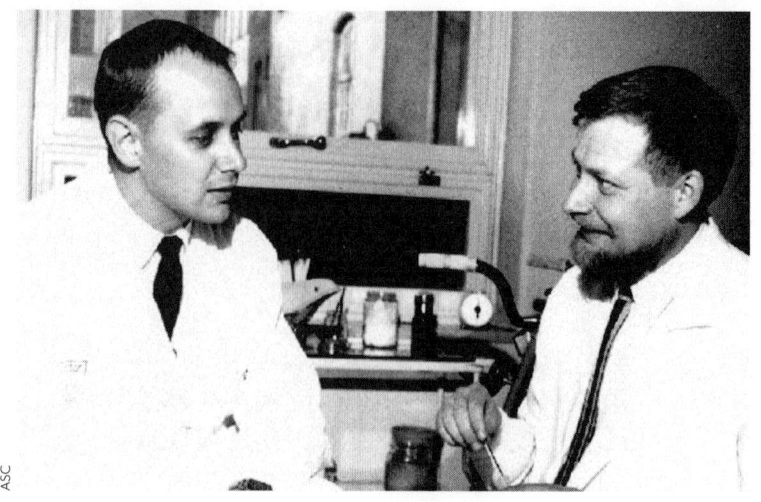

Los doctores Jonas Bergström y Eric Hultman.

mientras que la pierna no ejercitada mantenía niveles normales. Sin embargo, tras un día de dieta alta en carbohidratos, el glucógeno en la pierna ejercitada aumentó considerablemente, incluso superando los niveles de la pierna en reposo, y continuó aumentando durante los dos días siguientes. En el tercer día, los niveles de glucógeno en la pierna ejercitada se habían duplicado en comparación con la pierna no ejercitada. Estos hallazgos llevaron a los investigadores a concluir que el agotamiento de glucógeno inducido por el ejercicio mejoraba la resíntesis de glucógeno en las fibras musculares.

En un estudio posterior, los doctores Bergström, Hultman y Bengt Saltin llevaron a cabo un experimento con nueve estudiantes de educación física, sometiéndolos a tres tipos de dietas secuenciales: una mixta, una alta en proteínas y grasas, y otra alta en carbohidratos. En tres de los estudiantes se intercambiaron las dietas dos y tres. Se tomaron biopsias de los cuádriceps para analizar el contenido de glucógeno antes y después de cada tipo de dieta. Los resultados mostraron que la dieta alta en carbohidratos proporcionó el mayor contenido de glucógeno muscular y el mayor tiempo hasta el agotamiento en un cicloergómetro, en comparación con la mixta

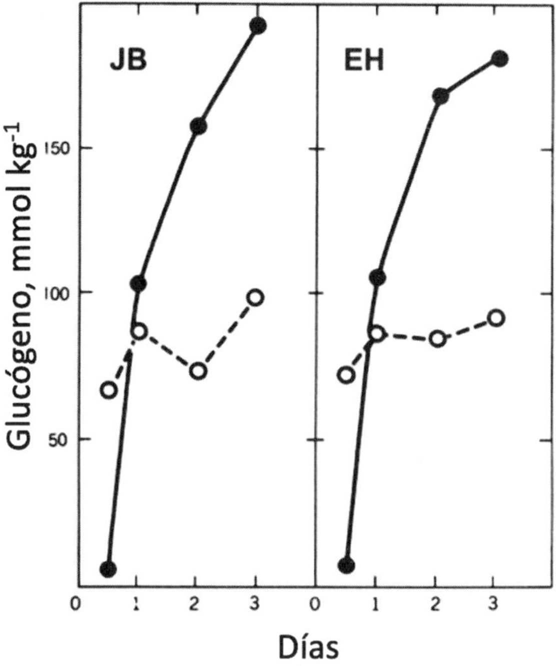

El ingenioso estudio de los investigadores escandinavos que incluía varios días de manipulación de la dieta y el ejercicio en el que (de acuerdo con la tradición escandinava) ellos mismos actuaron como los únicos sujetos. (Fuente: Hawley JA, Maughan RJ, Hargreaves M. Exercise Metabolism: Historical Perspective. *Cell Metab.* 2015 Jul 7;22(1):12-7. doi: 10.1016/j. cmet.2015.06.016. PMID: 26154050).

y la alta en grasas y proteínas. Concretamente, los tiempos de trabajo fueron 189 minutos para la dieta alta en carbohidratos, 126 minutos para la mixta y 59 minutos para la alta en grasas y proteínas.

Estos estudios seminales sentaron las bases para comprender la importancia de la nutrición en el rendimiento deportivo y también demostraron cómo el ejercicio y la dieta pueden afectar significativamente los niveles de glucógeno muscular. Los hallazgos llevaron al desarrollo de la famosa dieta Saltin o carga de carbohidratos, una estrategia nutricional utilizada por los atletas para maximizar sus reservas de glucógeno antes de una competición.

El trabajo de Bergström y Hultman además de revolucionar la comprensión del papel del glucógeno en el rendimiento deportivo, también estableció un marco fundamental para futuras investigaciones y aplicaciones prácticas en el campo de la nutrición y el deporte.

4

¿QUÉ COMEN LOS ATLETAS KENIATAS PARA GANAR?

Abele Bekele fue el primer africano negro en conseguir una medalla de oro en los Juegos Olímpicos de Roma en 1960. Desde entonces, muchos científicos han intentado explicar el éxito de los corredores de fondo de África Oriental en el atletismo internacional. Los logros de los atletas etíopes y keniatas son increíbles. En un artículo titulado «The two-hour marathon: who and when?», publicado en 2011, el doctor Michael J. Joyner señala que, desde la entrada de los africanos en el atletismo internacional en los años sesenta, el récord mundial se ha reducido entre uno y cinco minutos por década.

Recientemente, Katja Weiss y sus colaboradores llevaron a cabo un análisis de más de un millón de carreras, observando que los corredores más rápidos en competiciones de 50 km procedían de países africanos, específicamente de Etiopía, Lesoto, Malawi y Kenia. Los deportistas de África Oriental dominan las carreras de larga distancia.

Factores como la predisposición genética, vivir y entrenar en altitudes altas, algunos antecedentes socioculturales, la infraestructura del país, que obliga a los etíopes a caminar o correr diariamente con pesadas mochilas durante largos periodos de tiempo, y la alimentación, pueden estar detrás del éxito de estos deportistas. Aunque la genética ha sido debatida durante mucho tiempo como un factor clave en el éxito de estos atletas, estudios realizados con atletas de élite africanos no han identificado ninguna composición genética única.

Algo que me parece tremendamente interesante son los resultados de un estudio llevado a cabo por el doctor Bengt Saltin y sus colaboradores. En su estudio analizaron a doce corredores escandinavos y trece keniatas y extrajeron varias conclusiones interesantes. Desde el punto de vista antropométrico, los corredores keniatas tenían pantorrillas más delgadas y ligeras, un 12 % menos pesadas en comparación con las de los atletas escandinavos. Además, tenían tendones más largos en la pantorrilla, estructura que favorece el almacenamiento y la liberación eficiente de energía, lo que se traduce en una mejor economía de carrera. En este sentido, Larsen y colaboradores observaron que las piernas de los keniatas eran un 5 % más largas en comparación con corredores de élite escandinavos. Algunos investigadores se refieren a las piernas de estos atletas como «piernas de pájaro», ya que les permiten rebotar mucho más lejos en cada zancada. Otro hallazgo interesante fue que los deportistas de Kenia tenían un mayor número de capilares sanguíneos en el gastrocnemio y una mayor actividad de la enzima hidroxiacil-CoA deshidrogenasa, una proteína fundamental en la generación de energía a partir de las grasas, lo que sugiere que pueden tener una ventaja adicional en el uso de lípidos como combustible para producir energía. Todo esto justifica cómo el somatotipo ectomórfico inherente de estos deportistas puede estar detrás de su éxito deportivo al mejorar su eficiencia tanto metabólica como biomecánica.

Otro factor importante es el lugar donde viven y entrenan los corredores de élite del pueblo Kalenjin en Kenia o el Arsi en Etiopía, encontrándose a alturas superiores a los 2 000-2 500 metros. En el caso de los atletas etíopes, proceden de zonas que se encuentran a altitudes superiores a los 4 000 metros. El contexto ambiental de vivir y entrenar en altitud podría contribuir

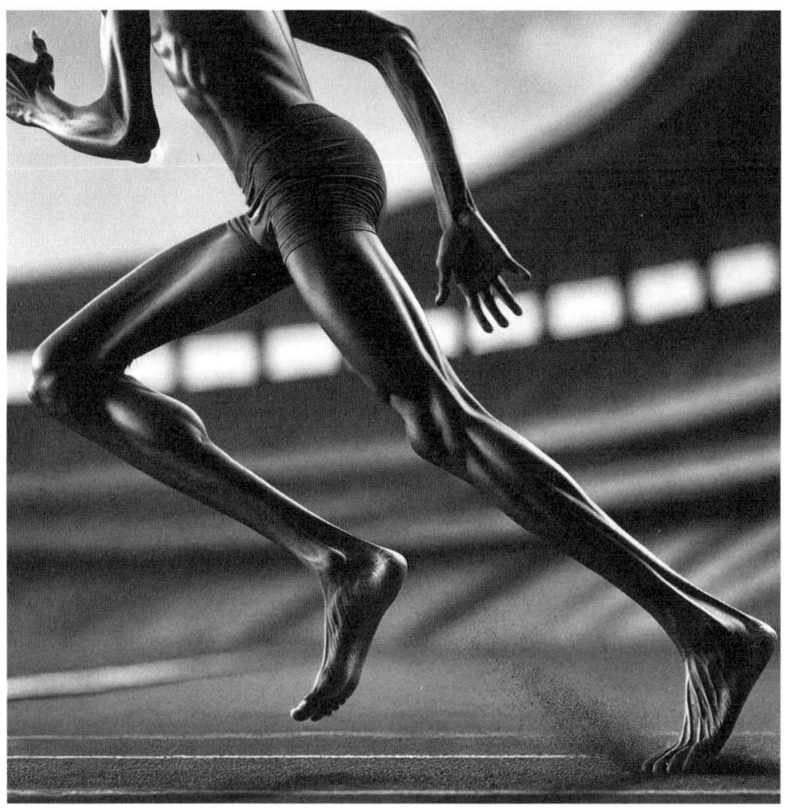

La estructura anatómica de los atletas keniatas es una de características
que los llevan a ser grandes deportistas.

al desarrollo de características fisiológicas específicas como, por ejemplo, una mayor masa de hemoglobina.

Por último, para muchas personas de Etiopía, Malawi y Kenia, correr es algo rutinario en su vida diaria, es su medio de transporte y de llevar a cabo las actividades cotidianas, de manera que los niños, desde muy temprana edad, usan la carrera como medio para ir a la escuela. Esto ha llevado a especular sobre que podrían tener un mayor consumo de oxígeno.

En cuanto a lo que más no ocupa en este libro, la alimentación, se estima que la dieta tradicional etíope se compone de un 13 % de proteínas, un 23 % de grasas y un 64 % de carbohidratos, mientras que la de Kenia consta de un 10 % de proteínas, un 13 % de grasas y un 77 % de carbohidratos. Como podrás ver, los keniatas basan su dieta en una gran cantidad de carbohidratos. Entre los alimentos que consumen se encuentra la papilla de sorgo fermentado, que es el plato nacional de Lesoto, gachas de harina de maíz cubiertas con salsa de verduras, frutas, arroz y azúcar sin refinar. Los habitantes de Malawi consumen maíz, azúcar, patatas, sorgo, pescado y nsima, un alimento básico hecho con maíz molido. Otros alimentos típicos son ugali (una especie de gachas o pasta espesa hecha principalmente de harina de maíz) o, en el caso de los etíopes, un pan llamado injera, elaborado con teff (un cereal ancestral originario de Etiopía y Eritrea, especialmente interesante por ser rico en proteínas, hierro y calcio).

La dieta es poco probable que genere una diferencia significativa en su rendimiento en comparación con lo que consumen otros deportistas de élite, donde también el contenido de carbohidratos es elevado. Si bien la alimentación quizá no es lo que los lleva a ganar medallas, sí nos enseña la importancia de considerar los carbohidratos como fuente de energía preferente en los atletas.

5

SIGUEN SIENDO LOS REYES

No te preocupes, no voy a hablarte de monarcas ni monarquías, pero sí, y tras los temas tratados anteriormente, voy a ir aterrizando en uno que parece sigue siendo *trending topic:* ¿son necesarios los carbohidratos para mejorar el rendimiento? Mi admirado doctor Graeme Close, referente mundial en nutrición deportiva, tiene una frase magnífica con la que inicia una de sus clases: «Al parecer, los carbohidratos provocan sentimientos emotivos extremos, casi similares a aquellos que provoca tu equipo favorito de fútbol o incluso la religión de tu preferencia». Y, efectivamente, sigue siendo objeto de debate si son o no son necesarios o mejores que las grasas en la mejora del rendimiento. Entiéndeme, el debate está solo en la calle; en las ciencias de la nutrición deportiva, la mayor parte de la literatura clama: el carbohidrato sigue siendo el rey.

COMER CARBOHIDRATOS PARA MANTENER LOS DEPÓSITOS LLENOS

Como comentamos en capítulos anteriores, un punto de inflexión en el papel de la alimentación, el glucógeno muscular y el rendimiento tiene que ver con los estudios realizados en los años sesenta. Análisis posteriores empezaron a dar cuenta de la importancia de la disponibilidad de carbohidratos como sustrato para la producción de energía del músculo esquelético y también de su importancia para el cerebro.

Como ya comenté, almacenamos los carbohidratos en forma de glucógeno, fundamentalmente en el músculo y en el hígado, si bien también tenemos otros lugares que se están viendo importantes como el cerebro. En el músculo esquelético somos capaces de almacenar entre 300-400 g de glucógeno, incluso en algunos casos estas cifran pueden ser superiores. Además, en las últimas décadas se ha podido descubrir cómo el glucógeno se almacena en diferentes lugares dentro de las fibras musculares, lo que tiene implicaciones sobre el rendimiento deportivo. Como ahora te contaré, a diferencia del hígado, el músculo no es capaz de movilizar la glucosa fuera de sus propias células, siendo utilizada para producir energía.

Por otro lado, el hígado es capaz de almacenar unos 80-110 g de glucosa en forma de glucógeno. En el caso de este órgano sí existe una enzima específica que permite a la glucosa abandonar las células hepáticas y salir sangre, lo que es tremendamente importante para mantener la homeostasis de la glucosa en la sangre y así conservar su suministro al cerebro, ¿te acuerdas de la maratón de Boston? De ahí que al hígado se le considere como un glucostato o un regulador de la concentración de glucosa en sangre (aproximadamente 1 g de glucosa por litro, aproximadamente 5 g en toda tu sangre). Si la glucosa en el torrente sanguíneo cae, el organismo pone en marcha mecanismos, como la liberación de hormonas como el glucagón o la adrenalina, cuya función es aumentar la liberación de glucosa por parte del hígado.

Glucógeno hepático

Tanto el glucógeno hepático como el muscular son tremendamente importantes. Para competir de forma adecuada, debemos asegurar que nuestros depósitos de glucógeno se encuentren llenos. Durante mucho tiempo, y por la dificultad que entraña realizar una biopsia hepática, el papel del hígado en

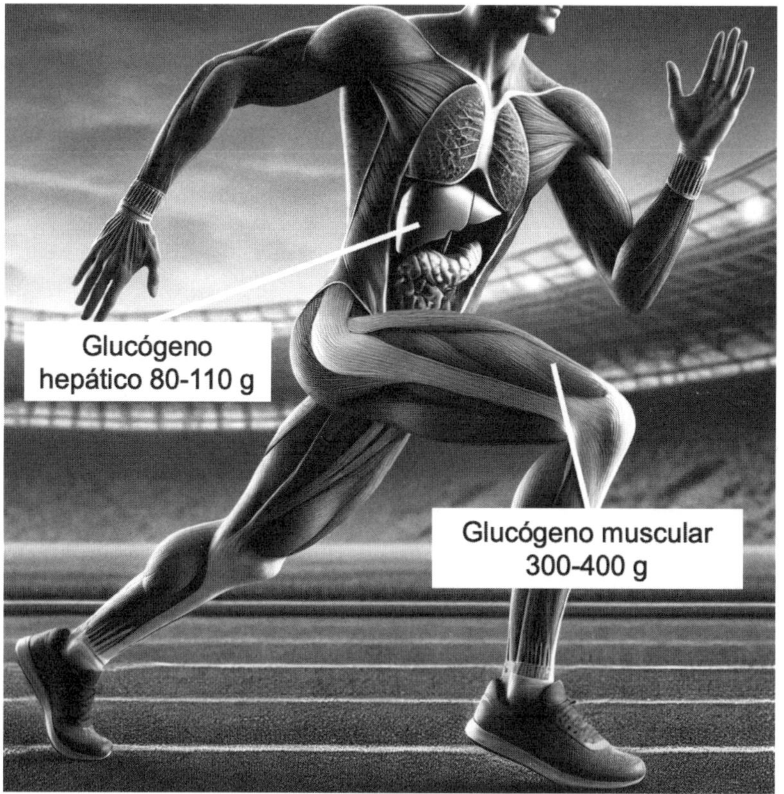

Las reservas de glucógeno son limitadas, pero producimos energía rápidamente a partir de ellas. La grasa tiene casi 24 veces más reservas de energía (~108 000 kcal, ~12 kg) que el glucógeno. Su uso es más lento.

el rendimiento deportivo no ha sido muy claro. Hoy sabemos que el glucógeno hepático es un sustrato relevante durante el ejercicio, sobre todo conforme va aumentando la intensidad.

Pero el hígado además de almacenar glucosa en forma de glucógeno, también es capaz de producir glucosa a partir de otras moléculas como el lactato, que producimos durante el ejercicio, el glicerol que se genera cuando rompemos los triglicéridos en los ácidos grasos que los forman y el propio glicerol, el piruvato o algunos aminoácidos como la alanina. Por tanto, una gran parte de la glucosa que se produce en el hígado proviene de la liberada a partir de glucógeno y otra parte de la neoformada a partir de otras moléculas. El proceso de formación de glucosa a partir de intermediarios metabólicos se conoce como gluconeogénesis, mientras que el de liberación de glucosa a partir del glucógeno, glucogenólisis, dos palabrejas que la bioquímica metabólica siempre tiene a bien enseñarnos. La gluconeogénesis se hace más importante en condiciones donde la disponibilidad de carbohidratos a partir de la alimentación es limitada o durante el propio ejercicio. Sin embargo, si comes carbohidratos, este proceso disminuye. Esto es fundamental que lo tengas en cuenta debido a que en deportes de duración superior a los noventa minutos, el consumo de carbohidratos durante el evento disminuye el uso de glucógeno hepático y también muscular. Este efecto «ahorrador» del uso del propio glucógeno es importante para conseguir retrasar la fatiga.

En ocasiones puede darse que, en las etapas finales de un evento, la capacidad de producir glucosa por parte del hígado disminuya y resulte insuficiente para abastecer a los músculos y otros tejidos, lo que puede ocasionar el desarrollo de una hipoglucemia. Esto da lugar a mareos, falta de concentración, aumento de la frecuencia cardiaca, hambre y desorientación. Uno de los episodios recientes más conocidos a este respecto es el que le ocurrió a Paula Radcliffe durante la maratón de los Juegos Olímpicos de Atenas en 2004. Paula comenzó a sentirse débil, fatigada, con los síntomas típicos de hipoglucemia, lo que se debió tanto al esfuerzo físico, como a la falta de glucógeno. Finalmente, tuvo que abandonar la prueba, una dura decisión para ella y que nos sirve para ilustrar la importancia de la correcta nutrición en el rendimiento deportivo y de la ingesta de carbohidratos.

Glucógeno muscular

El glucógeno muscular es fundamental para mantener la contracción del músculo, retrasar la fatiga y generar energía. Esto implica que tengamos que adoptar medidas nutricionales para aumentar su cantidad antes, preservar su uso en el durante y recuperarlo en el después del ejercicio.

Recomendaciones de carbohidratos en deportista

Atendiendo a lo anterior, un aspecto importante al que seguro estás deseando llegar es ¿cuántos carbohidratos debo de comer? Aún sigo viendo algunos libros, incluso compañeros, que determinan la cantidad de carbohidratos que un deportista debe de comer con base en el porcentaje de su ingesta calórica. Es decir, recomiendan que en la dieta del deportista los carbohidratos representen en torno al 60 %. Esto es inapropiado, como podrás imaginar. Si consumes solo 1 000 calorías, aunque tu dieta tenga un 60 % de carbohidratos, esto no cubrirá las necesidades que realmente tienes. Imagina ahora que pesas 68 kg y tu consumo energético diario es de 4 000 kcal. Si tu recomendación es que tomes un 50 % de tu ingesta energética proveniente de los carbohidratos, esto significaría que 2 000 kcal provendrían de estos macronutrientes, es decir, 500 g, unos 7,4 g/kg.

Actualmente, las recomendaciones de carbohidratos se hacen en g por kg de peso corporal. En general, los atletas pueden consumir carbohidratos en un rango que va desde los 3 a 12 g/kg al día, incluso más. La cantidad exacta dependerá del gasto energético del deportista, entrenamiento, competición, etc. El extremo inferior de las recomendaciones (de 3 a 5 g/kg) suelen ser para cuando se realice un entrenamiento ligero o bien en deportes donde prima la habilidad o, incluso, si se está buscando la mejora de la composición corporal. Si la intensidad del ejercicio es moderada y realizas aproximadamente una hora al día o en deportes de elevada intensidad y corta duración, se pueden ingerir entre 5 y 7 g/kg. En cambio, cuando el ejercicio es de elevada intensidad y se realiza entre 1-3 horas al día, las recomendaciones se elevan a 6 y 10 g/kg de peso corporal. Luego ya nos encontramos con el extremo superior, atletas que tienen una elevada carga de entrenamiento, de 4-5 horas por día, donde las demandas de carbohidratos van de 8 a 12 g/kg, incluso más.

Dieta Saltin, Ron Hill y la supercompensación de glucógeno

Ron Hill fue un corredor de maratón británico, conocido por sus logros deportivos como la maratón de Boston de 1970, participar en tres Juegos Olímpicos consecutivos e, incluso, por haber corrido al menos 1,6 km diarios durante cincuenta y tres años consecutivos, desde 1964 a 2017. Hill fue un pionero, tenía un doctorado en química textil, y contribuyó a la industria de la ropa deportiva, obteniendo incluso el reconocimiento de la Royal Society of Chemistry. Según cuentan, a principios de 1968, Hill recibió una carta de Martin Hyman, un corredor de fondo de Inglaterra en los Juegos Olímpicos de la Commonwealth de 1958 y 1962, donde le transmitió información de los experimentos de científicos suecos con atletas entrenados, en su mayoría esquiadores ¿te acuerdas? Lo que Ron Hill comenzó a utilizar fue el denominado protocolo clásico o también llamado dieta Saltin-Hermansen. El método supone modificar la dieta y el ejercicio una semana antes de la competición. En estos casos, durante varios días los deportistas hacen sesiones duras de ejercicio para reducir el glucógeno muscular y una dieta baja en carbohidratos. Seguido de este primer periodo, los deportistas comienzan una dieta elevada en carbohidratos y no realizan ejercicio. Según los investigadores, tras este proceso de depleción de glucógeno con ejercicio, la privación de carbohidratos y posterior ingesta elevada de ellos, se produce un aumento sustancial de la síntesis de glucógeno, por lo alto de los niveles iniciales, de ahí que se denomine supercompensación. Hill hizo cálculos y adaptó lo que se hacía en esquiadores a su disciplina, la maratón. Entre las 29 y 32 km, unas dos horas después de iniciar la carrera, los corredores chocaban —como se decía y sigue diciendo en el argot del deporte— contra el muro, es decir, la fatiga no les dejaba continuar. Hill se percató que este era el momento en el que los músculos se habían quedado sin glucógeno. El inteligente químico y corredor, pensó que ese punto debía ser retrasado. Para ello, durante cuatro días y medio comía carne y pescado y dos días y medio pasta y patatas. Hill probó su protocolo por primera vez antes de Atenas, en la maratón de Maxol de Mánchester en julio de 1969. Más allá de lo pintoresco de su ropa ligera y zapatos ultraligeros, también se dio un baño tibio antes de la carrera con aceites corporales. Ganó fácilmente, a casi dos minutos del segundo, Clayton. Hill no chocó con la pared.

Aunque este protocolo clásico se ha venido utilizando durante mucho tiempo, tiene algunas desventajas que deben ser tenidas en cuenta como es el caso de las posibles hipoglucemias durante el periodo de baja ingesta de carbohidratos, la poca practicidad en su implementación, problemas gastrointestinales, ansiedad y alteraciones en el estado de ánimo en el periodo de baja ingesta de carbohidratos. El protocolo de supercompensación clásico fue sustituido por el que se conoce como moderado, donde se reduce de forma normal el entrenamiento junto con una ingesta de carbohidratos no reducida y que aumenta en los tres días previos. Esto genera unos resultados tan efectivos como el protocolo clásico de supercompensación. Además, estudios recientes han mostrado que puede ser igualmente eficaz simplemente elevar sustancialmente el consumo de carbohidratos el día previo a la competición. Aquí la individualización de la planificación por parte de un nutricionista deportivo es fundamental.

Es importante hacerte saber que, aunque tradicionalmente se pensó que las atletas femeninas no tenían la misma capacidad de resintetizar glucógeno que los hombres, actualmente conocemos que, si consumen una cantidad comparable de carbohidratos, la resíntesis de glucógeno es similar.

Por último, quisiera aclarar algo importante que observo en muchos deportistas, sobre todo *amateur*. Aunque la supercompensación de glucógeno es algo interesante, no es aplicable a todos los deportes. La carga de glucógeno no es necesaria para eventos de duración inferior a los treinta minutos o de elevada intensidad y corta duración. Sin embargo, en deportes intermitentes como, por ejemplo, el fútbol, el contenido de glucógeno es crucial. Otro aspecto importante es su aplicabilidad en diferentes disciplinas. Por ejemplo, en deportes que tengan varias etapas consecutivas es difícil aplicar o, incluso, debemos tener en cuenta que la subida de peso puede conllevar una desventaja. Esto se debe a que cada gramo de glucógeno se almacena con al menos 3 g de agua, lo que puede conducir a un aumento de 2 kg en una persona que almacena 500 g de glucógeno.

Antes de la competición

Como ya hemos visto, cuando disminuye por debajo de un umbral crítico el contenido de glucógeno muscular, la fatiga llama a la puerta. Un momento importante y siempre objeto de dudas es cuándo comer y qué comer antes de una competición. Normalmente, sugiero a mis deportistas, tal y como expresa la literatura científica, que coman en las tres a cinco horas previas a la competición comidas con carbohidratos y fáciles de digerir. Algunos estudios apuntan que esta ingesta puede elevar el contenido de glucógeno hepático y muscular entre un 11 y un 15 %. La ingesta antes puede coincidir con el desayuno o el almuerzo dependiendo del deporte y el horario de las competiciones. Si es por la mañana, es importante consumir un buen aporte de carbohidratos que asegure llenar el glucógeno que durante la noche casi se vació del hígado y también, en algo, podrá ayudar al glucógeno muscular. Aquí deberíamos de introducir una comida que contenga entre 140 y 330 g de carbohidratos, lo que se ha visto influye positivamente en el rendimiento. Esta ingesta será mucho más importante si durante el ejercicio la disponibilidad que tengamos de tomar fuentes de carbohidratos es limitada.

Cuando nos vamos acercando a la competición, entre los 30-60 minutos antes, la ingesta de carbohidratos puede dar lugar a alteraciones metabólicas que pueden influir en el rendimiento. Se recomienda una ingesta de alimentos bajos en fibra o residuos y grasa previa a la competición con el fin de evitar los problemas digestivos. Si bien, parece que la mayor parte de las investigaciones aconsejan el consumo de carbohidratos en la hora antes del ejercicio, debemos tener en cuenta que algunas personas pueden desarrollar hipoglucemia de rebote.

Como hemos visto a lo largo de este capítulo, los carbohidratos siguen siendo los protagonistas indiscutibles en el ámbito de la nutrición deportiva. A pesar de las modas y debates que surgen, la ciencia continúa respaldando su papel esencial tanto en la producción de energía como en la optimización del rendimiento físico. Desde su almacenamiento en forma de glucógeno en el músculo y el hígado, hasta los complejos procesos bioquímicos que permiten su uso durante el ejercicio, los carbohidratos aseguran que el cuerpo disponga de la energía necesaria para afrontar tanto entrenamientos como competiciones de alta intensidad y larga duración.

El adecuado consumo de carbohidratos, en cantidades personalizadas según el tipo de actividad y las necesidades individuales, puede marcar la diferencia entre alcanzar el máximo rendimiento o caer en la temida fatiga. Ya sea en eventos de resistencia o deportes de naturaleza intermitente, la estrategia de ingesta de carbohidratos y la correcta planificación nutricional son elementos clave para cualquier deportista que aspire a superar sus propios límites.

En el próximo capítulo, profundizaremos en cómo gestionar la ingesta de carbohidratos durante la competición, una etapa crítica en la que cada decisión cuenta para maximizar el rendimiento y minimizar el agotamiento.

6

¿POR QUÉ ESCUPE CRISTIANO RONALDO DURANTE LOS PARTIDOS?

Seguro que en alguna ocasión has visto al francés Hugo Lloris, al inglés Harry Kane o a nuestro protagonista, el portugués Cristiano Ronaldo, enjuagarse durante los partidos y escupir. Puede ser simplemente para refrescar la boca por el calor, pero en los últimos años muchos de los deportistas que lo hacen lo que intentan es mejorar su rendimiento. Entendamos por qué pueden estar haciendo esto.

Cuando un evento deportivo es de una duración superior a los cuarenta y cinco minutos, la ingesta de carbohidratos durante el ejercicio puede mejorar el rendimiento. Los mecanismos mediante los cuales actúan los carbohidratos durante el ejercicio son varios. El profesor Ian Rollo y colaboradores publicaron un artículo en la revista *Sport Medicine* en 2020 donde hablan de los «efectos primarios, secundarios y terciaros de la ingestión de carbohidratos durante el ejercicio». Pero ¿qué pasa en eventos de menor duración?

Primero debes saber que cuando ingieres algún carbohidrato, su digestión comienza en la boca. La saliva y enzimas presentes en ella, como la alfa amilasa, y la masticación hacen que los componentes del alimento queden más disponibles y el almidón (carbohidratos de reserva de las plantas) se descomponga en pequeñas unidades denominadas oligosa-cáridos. Nuestro aparato digestivo está tapizado de receptores que son capaces de «analizar» las moléculas disueltas provenientes del alimento. Esto es importante evolutivamente porque los al menos cinco sabores que somos capaces de detectar (dulce, salado, amargo, ácido y umami) nos han llevado a rechazar alimentos que podían ponernos en peligro por ser tóxicos o estar en mal estado o adquirir aquellos muy energéticos o necesarios para el correcto funcionamiento del organismo. He dicho «al menos» porque también existe evidencia de que el sabor grasa puede ser agradable o aversivo dependiendo del tipo. Los receptores gustativos están dentro de unas estructuras denominadas papilas gustativas. Estas células envían, en función del sabor disuelto en ellas, información al cerebro. La información es integrada con la que proviene del olfato y, algo también importante, la que le llega del nervio trigémino sobre la textura, temperatura y dolor. Todo esto da lugar a una percepción compleja de aquello que estamos comiendo. Antes se pensaba, aún lo dicen equivocadamente algunos libros de texto, que existía una topografía del sabor en la lengua. Es decir, existían regiones específicas donde, dependiendo de los receptores presentes, se determinaba un sabor. Hoy sabemos que no existe un mapa de la lengua y los receptores están dispersos por toda ella. Si volvemos a los carbohidratos, los estímulos dulces son detectados por las células receptoras del gusto. Cuando estos receptores son estimulados por la glucosa, fructosa o los edulcorantes artificiales, se genera un neurotransmisor, la gustducina. Al ser detectada por las neuronas, manda información al tronco del encéfalo. En el cerebro el sabor dulce es procesado y activa circuitos alimentarios y sistemas de recompensa cerebral que promueven el apetito por lo dulce.

Para entender cómo todo esto se relaciona con el acto de enjuagarse la boca de algunos deportistas, debemos irnos atrás en el tiempo. Hemos hablado de los efectos metabólicos de los carbohidratos, es decir, su papel como sustrato para la producción de energía para el músculo. Sin embargo, en deportes de intensidad moderada o alta, cuya duración era inferior a una hora, parecían no ser tan importantes; el hígado tendría suficiente glucógeno como para no sufrir una hipoglucemia. No existía un aval metabólico para su uso. En 1997, el profesor Asker Jeukendrup, junto con otros investigadores, llevó a cabo un estudio con deportistas durante una prueba de 40 km contrarreloj con o sin ingesta de carbohidratos. En contra de lo que se venía creyendo, los deportistas que habían tomado carbohidratos fueron un minuto más rápidos que los que tomaron la solución placebo. Los carbohidratos habían mejorado un 2,5 % el rendimiento en una prueba cuya duración aproximada era de 60 minutos, aun siendo el uso de glucosa en este tipo de prueba bastante bajo. Años más tarde, el grupo de Asker y sus colegas de la Universidad de Birmingham realizaron otro estudio dirigido por Jame Carter sobre ciclistas durante una contrarreloj de 40 km. La glucosa, en esta ocasión, la introdujeron en el cuerpo a través de una infusión intravenosa con el fin de aumentar la disponibilidad de glucosa y ver qué resultado tenía en el rendimiento. ¡Eureka! No mejoró el rendimiento. Algo estaba pasando que hacía que en este «escenario» los carbohidratos no fueran «útiles» para mejorar el rendimiento. La diferencia se encontraba en la vía de entrada de los azúcares. Si la glucosa no pasaba por el tracto gastrointestinal, no se daban los efectos positivos que en el estudio anterior se habían obtenido. Algo ocurría cuando la glucosa entraba por la boca y pasaba al tracto gastrointestinal que no ocurría por la vía intravenosa. ¿Cuál era la diferencia?

Para ello, en otro estudio se hizo que los participantes se enjuagaran la boca con una solución de maltodextrina (un polímero de glucosa sin sabor dulce) antes y durante el ejercicio. Los deportistas que se enjuagaron y escupieron mejoraron su rendimiento casi un 3 % con respecto al placebo. La solución no ingerida estaba abriendo el campo a los posibles efectos no metabólicos de los hidratos de carbono, solo por el hecho de estar en la boca, sin llegar a tragarlos. Faltaban ahora pruebas de imagen mediante resonancia magnética funcional que enseñaran qué estaba pasando en el cerebro al enjuagar la

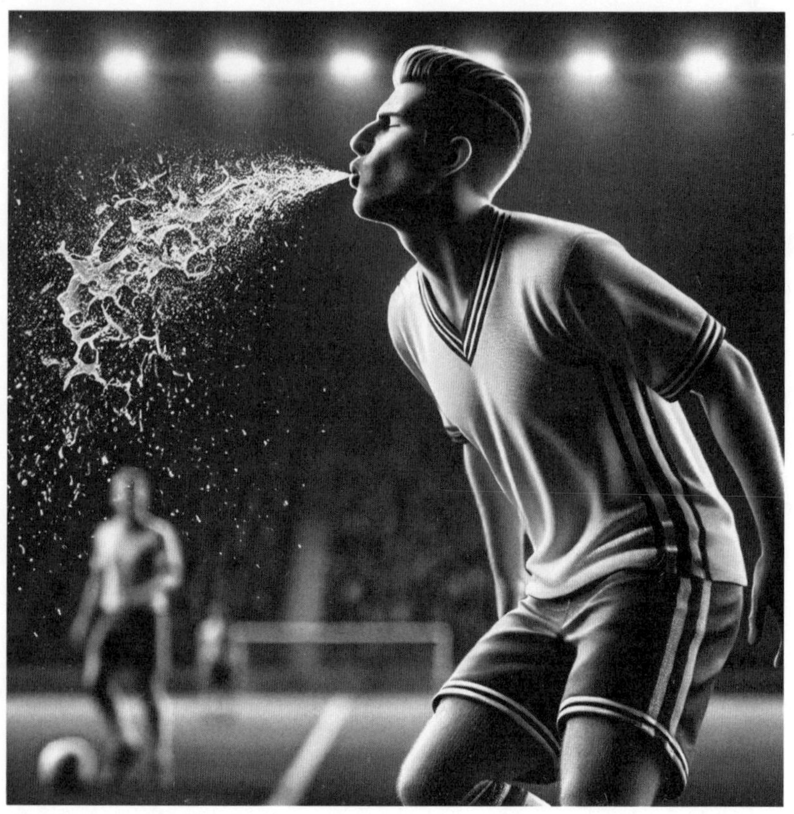

Enjuagar la boca con diferentes soluciones (carbohidratos o cafeína, por ejemplo) se ha visto que puede ayudar a los deportistas en diferentes situaciones para mejorar su rendimiento.

boca. Ed Chambers y sus colegas se pusieron manos a la obra y enjuagaron la boca de varios ciclistas con glucosa (dulce) o bien con maltodextrina (sin dulzor) observando que ambas soluciones activaban diferentes regiones del cerebro relacionadas con la recompensa, motivación, esfuerzo percibido y regulación de la actividad motora, cosa que no ocurría con los edulcorantes. Además, los que se enjuagaron la boca con glucosa o maltodextrina mejoraron su rendimiento frente a aquellos que lo hicieron con sacarina. Es importante, por tanto, destacar que la estimulación específica de los receptores por parte de la sustancia es lo que impulsa el efecto ergogénico de la sustancia y no el sabor.

Estudios posteriores mostraron que efectivamente deben existir conexiones directas entre la boca y el cerebro. Las señales al cerebro vía estimulación de los receptores orales al sabor dulce podrían estar contrarrestando otras señales de fatiga o incluso anticipando al cerebro la falsa idea de «calma, que viene el alimento que necesitas».

Volviendo al principio de este capítulo, parece que este es el motivo por el cual los futbolistas enjuagan la boca y escupen. Inundar tu boca durante unos segundos con carbohidratos puede mejorar, al menos en parte, ciertos aspectos de tu rendimiento. Pero este no es un remedio para todo ni para todos. Ciertos deportes y bajo ciertas circunstancias pueden beneficiarse de este tipo de estrategia frente a otros donde no parece tener, por ahora, mucha evidencia. Un reciente trabajo de revisión sistemática y metaanálisis analizó el efecto de los enjuagues bucales con carbohidratos en ciclistas, mostrándose que podía mejorar la potencia media en este tipo de pruebas, aunque no el tiempo en realizar la prueba en comparación con el placebo. El mismo grupo mostró en otro estudio que en ciclistas que estaban mentalmente fatigados el rendimiento mejoró cuando enjuagaban la boca con carbohidratos, si bien este efecto parece no fue debido a la activación de la corteza motora. Más cerca de nosotros, Gabriel Baltazar-Martins y Juan del Coso, publicaron recientemente un estudio con ciclistas bien entrenados donde realizaron un simulacro de prueba contrarreloj de 25,3 km. En una ocasión se les dio una solución de carbohidratos que mantenían en su boca durante cinco segundos y, en otro momento, un placebo sin carbohidratos. El enjuague con carbohidratos mejoró el tiempo en que completaron la distancia y aumentó la potencia total generada y la que se produjo durante las sesiones de escalada. Es interesante ver que este tipo de estrategia, como apuntan los autores de la investigación, puede ser ventajosa en este deporte, sin embargo, se debe tener en cuenta que la posición y la aerodinámica del deportista, así como la interrupción del patrón respiratorio, puede hacerla poco indicada en competición. Quizá, en sesiones de alta intensidad, en particular en aquellas donde exista una baja disponibilidad de carbohidratos, puede ser útil.

Es importante advertir que enjuagar la boca con carbohidratos no está haciendo que tu cuerpo pueda resolver la caída en el rendimiento que se puede dar con la depleción de glucógeno, sin embargo, como apunta el profesor Asker Jeukendrup te puede ayudar temporalmente disminuyendo tu percepción de esfuerzo y mejorar en algo así tu rendimiento.

Puede ser también beneficioso en otras situaciones, por ejemplo, cuando se realiza un entreno con baja disponibilidad de carbohidratos, quieres aumentar la oxidación de grasa, en deportistas que practican ayuno con motivos religiosos como el Ramadán o cuando, simplemente, los carbohidratos no están fácilmente disponibles como puede pasar al final de un ejercicio prolongado como carreras de bicicleta o Iroman. En muchas ocasiones, además, la ingesta de carbohidratos puede desencadenar problemas gastrointestinales.

Es importante destacar, como apunta el profesor Asker Jeukendrup, que los estudios que se realizaron sobre enjuagues bucales se iniciaron para estudiar los mecanismos, no para desarrollar una estrategia de enjuagar la boca con una solución de carbohidratos y luego escupirla. La ingestión de carbohidratos, si no existe ningún inconveniente, puede tener un efecto mayor debido a que, además de ser detectado por los receptores de la boca, también llegan al intestino donde son absorbidos y, en última instancia, llegan al cerebro y a los músculos. Actualmente, se indica que los deportistas se enjuaguen la boca durante 5-10 segundos y luego se traguen el líquido, no que lo escupan. Además, la concentración de carbohidratos debe ser del 6-10 %. Parece, como apunta el profesor Jeukendrup, que muchos atletas y jugadores aún malinterpretan la estrategia de enjuagar la boca y escupen la bebida con carbohidratos, incluso cuando existe tiempo para tragarla. Recuerda que al tragar se activan los receptores orales, tiene efectos centrales y también se producen los efectos metabólicos derivados de la entrega de combustible al músculo.

Para concluir este capítulo y como apuntan Ian Rollo y colaboradores «recuerda que la detección de carbohidratos en la boca ejerce un efecto primario durante el ejercicio que modula los sentimientos de placer/displacer, reduce la percepción de esfuerzo durante el ejercicio o facilita el reclutamiento de unidades motoras adicionales en los músculos esquelético que trabajan». Por tanto, enjuagar la boca con carbohidratos y otras sustancias puede ser beneficioso para el rendimiento mediante el envío de señales a diferentes regiones del cerebro relacionadas con la recompensa, la percepción de esfuerzo y el control motor.

7

LA PÁJARA EN EL DEPORTE

La conocida «pájara» ocurre en un momento específico durante una competición y se caracteriza por debilidad extrema, fatiga, malestar y una pérdida significativa del rendimiento. Es un fenómeno particularmente conocido en el ciclismo y otros deportes de resistencia, sobre todo en deportista *amateur*, y suele ser causado por una disminución de la glucosa en sangre, a menudo resultado de una alimentación inadecuada. Este capítulo se centra en un aspecto crucial del rendimiento deportivo: la ingesta durante el ejercicio y cómo esto puede ayudar a mejorar el rendimiento.

EN EL DEPORTE, COMO EN LA VIDA, NO HAY UNA TALLA ÚNICA

Las recomendaciones actuales sobre la ingesta de carbohidratos durante el ejercicio han cambiado notablemente desde la década de 1990. En aquel tiempo, la norma era maximizar las reservas de glucógeno muscular para todos los atletas en cualquier situación. Hoy en día, entendemos que las necesidades de carbohidratos varían según el tipo de entrenamiento y competición, el deporte, el momento del día, el día específico y el atleta. Como suele decirse, no hay una talla única.

En lugar de una dieta alta en carbohidratos, ahora hablamos de la disponibilidad de carbohidratos, como señala la doctora Louise Burke. Este concepto se refiere a la cantidad de carbohidratos endógenos (glucógeno almacenado) que tiene el atleta y cuánto necesita para la sesión de ejercicio según el objetivo. Cuando decimos que un deportista tiene una alta disponibilidad de carbohidratos, nos referimos a que la cantidad de glucógeno muscular y la ingesta de carbohidratos antes y durante la sesión coinciden con las demandas de la actividad. En contraste, hablamos de baja disponibilidad de carbohidratos cuando el ejercicio se realiza con niveles bajos de glucógeno muscular. Hoy en día, la nutrición y la suplementación se periodizan, incluyendo los carbohidratos.

Como mencionamos en capítulos anteriores, las ingestas diarias de carbohidratos para los deportistas oscilan entre 3 y 12 g/kg de masa corporal. Durante el ejercicio, numerosos estudios muestran que las estrategias de ingesta de carbohidratos mejoran el rendimiento al cubrir las necesidades del músculo y el cerebro, especialmente durante sesiones prolongadas de ejercicio de intensidad moderada o intermitente de alta intensidad. Los carbohidratos ingeridos durante el ejercicio ayudan a conservar el glucógeno muscular, mantienen las concentraciones de glucosa plasmática (fundamental para la función cerebral) y proporcionan carbohidratos adicionales al músculo para la producción de energía.

El tipo de deporte, la logística de la ingesta de carbohidratos, la duración e intensidad del ejercicio, el clima y el objetivo específico son factores importantes para determinar la cantidad necesaria de carbohidratos. La ingesta de estos es especialmente crucial en eventos de resistencia que superan los 90 minutos y en deportes intermitentes de alta intensidad como el fútbol. En la mayoría de los eventos deportivos, consumir entre 30 y 60 g/h de carbohidratos, comenzando pronto para evitar el agotamiento de glucógeno y la fatiga, mejora el rendimiento. En eventos de larga duración, como los de ultrarresistencia, las ingestas deben ser mayores. Si consumes más de 60 g/h de carbohidratos, es recomendable mezclar diferentes

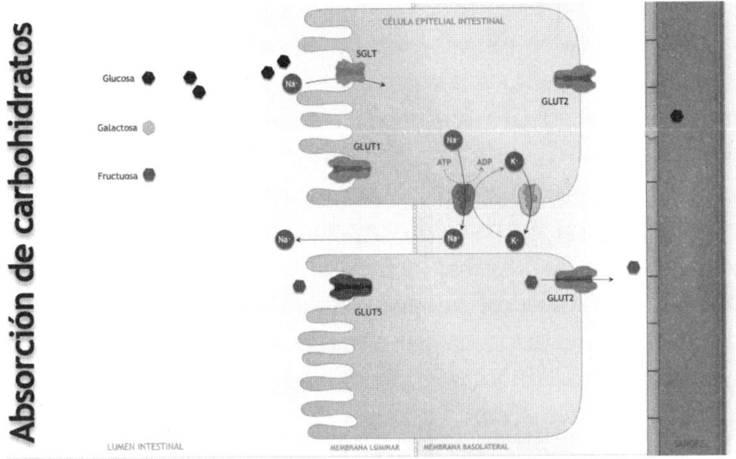

El intestino tiene diferentes transportadores para los azúcares. La glucosa y galanctosa usan el denominado SGLT1, una puerta de entrada a las células intestinales donde también participa el sodio. La fructosa entra por el transportador denominado GLUT5. El uso de diferentes transportadores permite aumenta la ingesta de estos azúcares de forma combinada para mejorar el rendimiento y evitar los problemas gastrointestinales. Figura de elaboración propia.

tipos, lo que se conoce como ingerir «carbohidratos con diferentes transportadores». Permíteme explicarte esto con más detalle.

Cuando consumimos glucosa (o polímeros de glucosa), esta entra a través de un transportador específico llamado SGLT1, que también introduce sodio. Sin embargo, SGLT1 solo puede transportar aproximadamente 1 g/min de glucosa, es decir, unos 60 g por hora. La fructosa utiliza otro transportador, conocido como GLUT5. La combinación de ambos azúcares permite absorber y utilizar mayor cantidad que si solo estuviéramos utilizando glucosa. Como veremos en el capítulo dedicado a los problemas digestivos, un aumento de la ingesta de glucosa por encima de la capacidad intestinal de absorción (recuerda, 60 g/h) traería consigo problemas gastrointestinales.

Estos dos sistemas de transporte permiten una mayor absorción de carbohidratos y un suministro más eficiente de energía a los músculos. Esto ha sido confirmado en diversos estudios que demuestran una mejora en el rendimiento. Sin embargo, es importante tener en cuenta que más carbohidratos no siempre es mejor. Superar la capacidad de absorción del intestino puede causar problemas gastrointestinales. Esto también depende del deportista y su tolerancia; algunos pueden consumir más de 120 g/h sin problemas. Parte de esta capacidad también se debe al «entrenamiento del intestino», que consiste en entrenar la capacidad de absorber mayores cantidades de carbohidratos mediante la ingestión de grandes dosis. Esto puede explicar por qué la ingesta recomendada de 30 g/h en el año 2000 ha aumentado hasta más de 120 g/h.

La forma de incorporar estos carbohidratos puede variar: existen geles (con 20-25 g de carbohidratos), barritas y bebidas deportivas con concentraciones que oscilan entre el 4 % y el 8 % (4-8 g por cada 100 ml), así como bebidas con mayores concentraciones de carbohidratos (9-20 g por cada 100 ml). Las bebidas permiten hidratar al mismo tiempo que aportan carbohidratos. Dependiendo de las oportunidades de avituallamiento o descansos en el deporte, se pueden usar estos formatos o alimentos. Es fundamental probar todas las estrategias durante los entrenamientos y elegir las que mejor se adapten a tus preferencias para alcanzar los objetivos de ingesta de carbohidratos.

La pájara, un fenómeno bien conocido en el mundo del deporte, destaca la importancia crítica de una adecuada ingesta de carbohidratos durante el ejercicio. A lo largo de este capítulo, hemos explorado cómo una disminución en los niveles de glucosa puede llevar a una debilidad extrema y una caída en el rendimiento, subrayando la necesidad de una estrategia nutricional bien planificada.

Las recomendaciones sobre la ingesta de carbohidratos han evolucionado significativamente desde la década de 1990. Hoy en día, entendemos que no existe un enfoque único para todos los atletas; las necesidades varían en función de múltiples factores como el tipo de deporte, la duración e intensidad del ejercicio, el momento del día y las características individuales del deportista. La clave reside en la disponibilidad de carbohidratos, que se refiere a cómo la cantidad de glucógeno almacenado y la ingesta durante la sesión se alinean con las demandas del ejercicio.

A medida que avanzamos en la ciencia de la nutrición deportiva, el enfoque se ha desplazado de una dieta uniformemente alta en carbohidratos a una periodización estratégica de la ingesta de estos nutrientes. Sabemos ahora que consumir entre 30 y 60 g/h de carbohidratos durante el ejercicio puede mejorar el rendimiento, y que en eventos prolongados o de alta intensidad, estas cantidades deben incrementarse. La combinación de diferentes tipos de carbohidratos, como glucosa y fructosa, puede optimizar aún más la absorción y la entrega de energía a los músculos.

En resumen, una planificación meticulosa y una adaptación continua de las estrategias de ingesta de carbohidratos previenen la pájara y, además, pueden marcar la diferencia en el rendimiento deportivo. La experimentación durante los entrenamientos y la elección de las estrategias que mejor se ajusten a tus necesidades individuales son esenciales para alcanzar el máximo potencial en cada sesión de ejercicio. A medida que avanzas en tu rendimiento deportivo, recuerda que la clave está en ajustar y personalizar tu enfoque para lograr una disponibilidad óptima de carbohidratos y un rendimiento excepcional.

8

LOS RONALDOS, JORDAN
Y LOS PROBLEMAS DENTALES

Cristiano Ronaldo es, sin duda, uno de los grandes futbolistas de nuestro tiempo. El deportista portugués es conocido por su juego y también por su cuidada forma física. Sin embargo, cuando empezó su vida profesional, sus dientes nada tenían que ver con lo que hoy son. En 2013, otro gran futbolista, Ronaldinho, tuvo notables y visibles problemas en su boca, desde dientes desalineados hasta caries. Diferentes tratamientos mejoraron la estética y seguramente también la salud de ambos. Más allá de estas anécdotas para abrir boca —nunca mejor dicho—, la salud bucodental es una preocupación importante tanto para los deportistas como para la población en general. Las enfermedades y alteraciones bucales pueden impactar negativamente en la salud general, el bienestar y el rendimiento físico. Por ejemplo, el remero británico Alan Campbell, que participó en los Juegos Olímpicos de Beijing de 2008, tuvo un absceso en una muela que le originó una infección que se le extendió al hombro, la espalda y la rodilla, lo que requirió una cirugía dos meses antes de ir a Beijing. Aunque en la final olímpica quedó el quinto, seguro le hubiera ido mejor sin el problema dental. Cuatro años después, en Londres, Campbell ganó el bronce.

En el caso de los deportistas y en relación con la nutrición, el alto consumo de carbohidratos, muchos de ellos azúcares simples, junto con otras circunstancias que ahora veremos, promueven la aparición de caries y otras enfermedades bucodentales.

Cuerpo de Adonis y una boca de basura

Así fue como el director médico del área de odontología del Comité Olímpico Internacional, Paul Piccinini, definió la salud bucal de los deportistas. Diferentes estudios han señalado que la salud oral de los deportistas no es óptima. Por ejemplo, en los Juegos Olímpicos de Londres 2012, las consultas por problemas dentales representaron el 30 % de todas las visitas médicas de los deportistas. Un estudio más reciente, realizado con 352 atletas de once deportes diferentes, encontró que el 49,1 % tenía caries dental, el 41,4 % enfermedad periodontal, el 77 % presentaba sangrado gingival o sarro y el 21,6 % tenía bolsas periodontales de al menos 4 mm. En los Juegos Olímpicos de Río 2016, el 50 % de los atletas holandeses necesitaron tratamiento dental. Un estudio de 2018 mostró que el 49 % de los atletas del Reino Unido tenía caries.

Una revisión sistemática y un metaanálisis reciente reflejó que entre el 15 % y el 89 % de los atletas evaluados tenían caries dentales, con una prevalencia mundial del 46 %. Las erosiones dentales se observaron en el 47 % de los atletas, siendo mayor en triatletas, lo que puede ser debido al consumo elevado de carbohidratos y a las condiciones específicas durante estas pruebas. La prevalencia de gingivitis en atletas de élite estuvo, según este estudio, entre el 58 % y el 77 %.

Impacto en el rendimiento

La salud oral es un determinante importante de la calidad de vida. Una reciente comprobación sistemática analizó el impacto de la salud bucodental en el rendimiento y la función cognitiva. Los autores concluyeron que existe un impacto negativo de la salud bucal o dental sobre la aptitud física y el rendimiento. Las enfermedades orales incrementan el dolor, la inflamación sistémica, dañan la autoconfianza y la socialización del deportista. Además, otras consecuencias de la mala salud oral pueden afectar al rendimiento, como son la reducción de la ingesta de alimentos, dificultad para dormir y un aumento de la probabilidad de recurrencia de lesiones musculares y tendinosas.

Por ejemplo, un estudio de Gallaghery colaboradores encontró que el 32 % de los participantes reportaron un impacto de la salud oral en su rendimiento, con dolor en el 29,9 %, dificultad para entrenar o competir con normalidad en el 9 %, rendimiento afectado en el 5,8 % y reducción del volumen de entrenamiento en el 3,8 %. Otras dificultades incluían problemas para comer (34,6 %), descansar (15,1 %) y sonreír (17,2 %). El dolor dental se ha descrito como la causa del 18 % de la pérdida de rendimiento.

En cuanto a la relación con las lesiones, un estudio con 184 jugadores de fútbol de primera división y 31 jugadores de fútbol de élite infantil y juvenil mostró que el 63 % de los participantes informó de uno o dos problemas relacionados con la salud bucodental, asociados con una mayor frecuencia de calambres musculares, nuevas lesiones musculares o tendinosas y mayor recurrencia de lesiones.

Además, los atletas de élite con sistemas inmunes debilitados y elevados niveles de cortisol debido al estrés, sobreentrenamiento, inflamación dental o periodontal pueden ver comprometida su salud sistémica general. La cavidad bucal es un hábitat para patógenos y una vía para infecciones sistémicas que pueden afectar el rendimiento. Sin embargo —quédate también con esto— se han observado efectos positivos del entrenamiento sobre la inflamación sistémica y la reducción de enfermedades periodontales. De hecho, un estudio con 40 000 hombres mostró que aquellos con mejor aptitud física tenían menos riesgo de periodontitis.

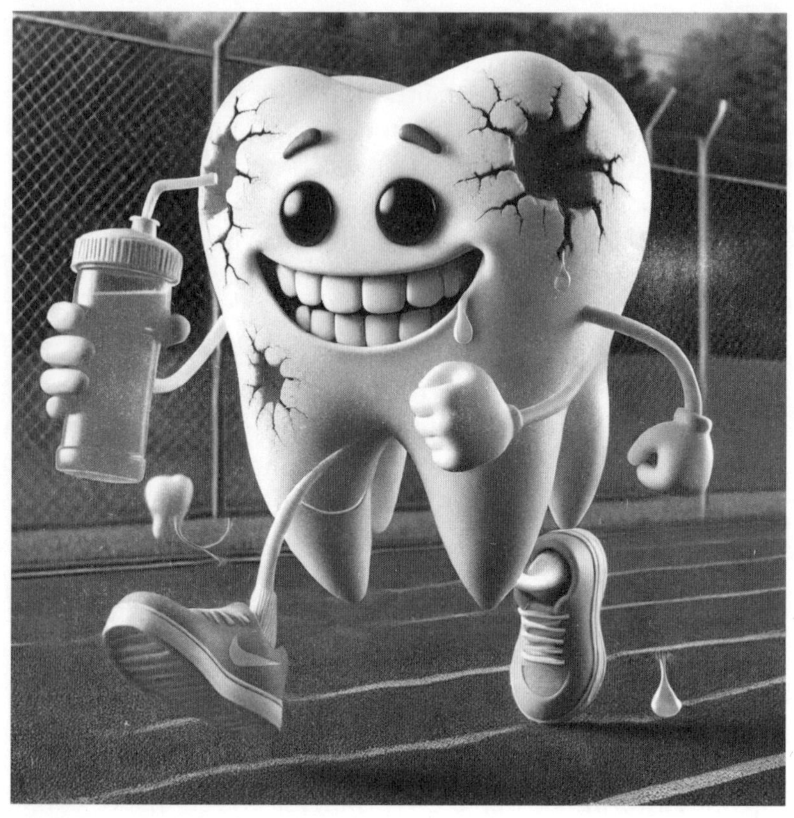

La oral es fundamental en el deportista. Se deben realizar estrategias encaminadas a cuidar la higiene-bucodental y evitar la patología oral que puede estar aumentada en deportistas debido a los cambios en el ambiente de la boca durante el ejercicio y a la elevada exposición a carbohidratos cariogénicos.

COMER COMO UN ATLETA Y LA SALUD BUCODENTAL

Aunque no se sabe mucho sobre las prácticas dietéticas de los deportistas de élite y su higiene oral, se reconoce que son particularmente propensos a problemas dentales debido al efecto combinado de las características del entrenamiento, la competición y la «dieta del deportista». Los requisitos energéticos de los deportistas son mayores que los de la población general, lo que hace que tengan una mayor exposición a alimentos o suplementos que contribuyen a problemas dentales.

Un estudio clasificó al 28 % de los deportistas profesionales y de élite como consumidores elevados de azúcar. El 59 % de los deportistas informó del uso de barritas energéticas y el 70 % de geles energéticos. Estos productos son generalmente ricos en carbohidratos simples y compuestos ácidos, contribuyendo a las caries, la erosión dental y la enfermedad inflamatoria periodontal, especialmente en condiciones de deshidratación y mala higiene bucal.

El consumo elevado y frecuente de carbohidratos produce un desequilibrio en la microbiota oral, y los azúcares fermentados generan ácidos que desmineralizan el esmalte dental cuando el pH es inferior a 5,5. En condiciones normales, este proceso es reversible dándose la remineralización del esmalte. Sin embargo, la dieta del deportista, los cambios fisiológicos durante la práctica deportiva, junto con mala higiene bucal, pueden interrumpir este ciclo. Por ejemplo, un estudio con 31 triatletas mostró que el 84 % consumía regularmente bebidas deportivas durante el entrenamiento (de una a seis veces por semana), el 16 % al menos seis veces por semana; el 94 % ingería alimentos sólidos, pero solo el 58 % durante el entrenamiento. La dieta de los triatletas tiene un perfil de alto riesgo para caries dental y erosión por ingesta repetida de carbohidratos.

Las bebidas deportivas, barritas y geles son cada vez más populares tanto durante el entrenamiento como en la competición. Estas bebidas contienen grandes cantidades de carbohidratos (azúcares), sal y ácido cítrico, poniendo al deportista en mayor riesgo de erosión dental y caries. El consumo frecuente de estos productos, especialmente en pequeños sorbos durante competiciones prolongadas, dificulta el proceso de amortiguación oral y acelera la desmineralización. La sacarosa es más cariogénica que otros azúcares como fructosa, maltosa, lactosa o glucosa, y un pH de 5,5 es crítico para la pérdida de esmalte, disminuyendo aún más con alimentos con almidón.

Medidas preventivas

La probabilidad de que un deportista que consume muchos carbohidratos desarrolle caries, gingivitis o periodontitis depende de factores y comportamientos preventivos. Algunas medidas recomendadas incluyen:

1. Eliminar alimentos/suplementos no beneficiosos: los suplementos de bebidas deportivas o con azúcares deben ser prescritos por nutricionistas cualificados. La premisa «alimentos primero» es importante. Los alimentos con menor riesgo son productos sin azúcar, frutas y verduras frescas, y cereales integrales. Alimentos con proteína de alta calidad como carnes, pescados, legumbres y huevos se asocian con menor riesgo de caries dental. La leche, por ejemplo, favorece la remineralización dental y el queso protege contra la desmineralización. Las grasas también juegan un papel importante en la salud bucodental. Existen aceites esenciales de plantas aromáticas, como los monoterpenos, que pueden tener efectos antimicrobianos y están relacionados con la prevención de la caries. Estos aceites se han utilizado para tratar la caries, el mal olor del aliento y el sangrado gingival promovido por la bacteria Streptococcus mutans. Los ácidos grasos omega-3 también son importantes por su papel antiinflamatorio y antioxidante, contribuyendo a la salud general y bucodental de los deportistas. Los probióticos, presentes en alimentos fermentados como el yogur, el kimchi y el chucrut, pueden mejorar la salud bucal al modificar la microbiota oral. Los probióticos pueden adherirse y colonizar diversas superficies de la cavidad bucal, utilizándose como agentes anticaries y antiperiodontitis. Varios estudios han encontrado que los probióticos influyen positivamente en el desarrollo de caries y periodontitis. Sin embargo, se necesitan más investigaciones para aclarar cómo el entrenamiento físico influye en el microbioma oral.

2. Modificación del ambiente oral: usar pasta de dientes fluorada (al menos 2 800 ppm) o enjuagues orales puede ayudar a amortiguar los efectos de los alimentos y suplementos necesarios para el deporte.

3. Higiene oral adecuada: reducir la placa dental mediante una adecuada higiene oral. La educación a través de un profesional es crucial. El crecimiento bacteriano y la formación de biofilm se ven favorecidos por la deshidratación durante el ejercicio y el alto flujo de aire, junto con la inmunosupresión debida al ejercicio de alta intensidad.

4. Revisiones de salud oral periódicas: al menos dos veces al año.

5. Cuidado con los desórdenes alimenticios: es fundamental identificar y tratar cualquier desorden alimenticio que pueda afectar la salud bucal y general.

6. Una estrategia que me gusta mucho aplicar es la que se denomina de los dos botes. Esta nos dice que tras la ingesta de carbohidratos durante el ejercicio, enjuguemos la boca con agua y así la «limpiemos» de los carbohidratos que puedan quedar ahí.

7. Por último, el uso de chicles puede estimular el flujo salival y mejorar la capacidad amortiguadora debido a niveles más altos de bicarbonato. Sin embargo, esta recomendación debe aplicarse con precaución, ya que masticar puede aumentar el riesgo de problemas en la articulación temporomandibular o dolores musculares. Los beneficios y riesgos deben considerarse cuidadosamente.

Para terminar, quizá el mítico jugador de la NBA Michael Jordan nos sirva para recordar que una buena salud bucal es fundamental para el rendimiento deportivo óptimo. Cuentan que, durante los Juegos Olímpicos de Los Ángeles en 1984, Michael tuvo un problema dental importante que pudo haberlo dejado fuera del partido. Jordán sufrió una fractura de uno de sus dientes por un impacto durante el partido. El médico lo trató rápidamente para disminuir el dolor y que volviera a jugar. A partir de ahí, dice la historia que Michael Jordan empezó a vigilar de forma minuciosa su salud oral, acudiendo al dentista regularmente y haciéndose tratamientos. Curiosamente, es un apasionado de los puros, pero dice llevar siempre chicles de menta con el objeto de mantener su aliento fresco. ¡De poco vale esta recomendación! Recuerda que debemos ser conscientes de la importancia de mantener una adecuada higiene bucal y adoptar medidas preventivas para evitar problemas dentales que puedan afectar el rendimiento. Cuidar tu boca es clave para llegar al podio.

9

AMAR'E STOUDEMIRE Y SU EXTRAÑA
FORMA DE RECUPERARSE

Amar'e Stoudemire tenía una caprichosa, cara y poco científica forma de recuperarse. En 2015, el jugador de la NBA y seis veces All-Star sorprendió al mundo con una *selfie* mientras se encontraba sumergido en una bañera llena de vino tinto Matarromera Crianza español y bien caliente. Supuestamente, desintoxica el cuerpo, estimula el flujo sanguíneo y mejora la piel. Una forma extraña y poco científica de recuperarse, que además le cuesta unos 550 dólares por cada 30 minutos.

En nutrición deportiva, se suele decir que se antepone el carro al caballo; primero va la pseudociencia y las opiniones, luego viene la ciencia. Pero esta historia nos lleva a un momento importante del deportista: la recuperación. La Real Academia Española de la Lengua define *recuperarse* como «volver a un estado de normalidad después de haber pasado por una situación difícil». En el caso del deportista, lo que se intenta es, incluso, mejorar ese estado de normalidad. Esto formará parte de uno de los objetivos del entrenamiento: ser mejor. De hecho, cuando el entrenamiento y la recuperación se equilibran de manera apropiada, se producen adaptaciones fisiológicas positivas o se permite afrontar el siguiente encuentro con una adecuada forma física.

De forma general, cuando hablamos de recuperación en nutrición, esta debe estar determinada por las condiciones específicas causadas por la primera sesión de entrenamiento o competición, la duración del periodo de recuperación o los objetivos que busquemos. Tradicionalmente, en la recuperación nutricional de los deportistas se habla de las conocidas como 3 R: *Refuel, Repair, Rehydrate*. Además, hoy añadimos otras R como *Rest* donde encontramos al descanso, el sueño. No te preocupes por los términos, vamos a ir descubriendo a qué se refiere cada uno. Empecemos.

REFUEL: REPOSICIÓN DEL GLUCÓGENO MUSCULAR TRAS EL EJERCICIO

La restauración de las concentraciones de glucógeno muscular es un objetivo fundamental tras el ejercicio, sobre todo, cuando las competiciones las tenemos muy próximas en el tiempo. Esto representa un desafío importante para muchos atletas cuyo deporte les hace que compitan más de una vez al día, en días consecutivos o en largos periodos de competición. En este sentido, recuerdo los Juegos Olímpicos de Río de Janeiro y la épica y maratoniana jornada que vivió Rafa Nadal, donde jugó 10 partidos en 8 días, 5 individuales y 5 dobles. El fútbol europeo no se queda atrás, hay semanas en que los jugadores se enfrentan a tres partidos. Todo un reto que exige una correcta recuperación. Cuando hablamos de la recuperación del glucógeno muscular, son varios los factores a tener en cuenta: el momento de la ingesta, la cantidad de carbohidratos ingeridos y el tipo son los más importantes. A esto podemos añadirle el extra de combinar la ingesta de carbohidratos con proteínas u otros compuestos que favorezcan, en sinergia, la mejora de la síntesis de glucógeno.

El momento de la ingesta de carbohidratos es más importante cuanto más próximo sea el siguiente evento. Tenemos muchos deportistas, no solo Rafa Nadal, que compiten muchas veces en poco tiempo. Para entender la importancia del tiempo es necesario comprender cómo se sintetiza el

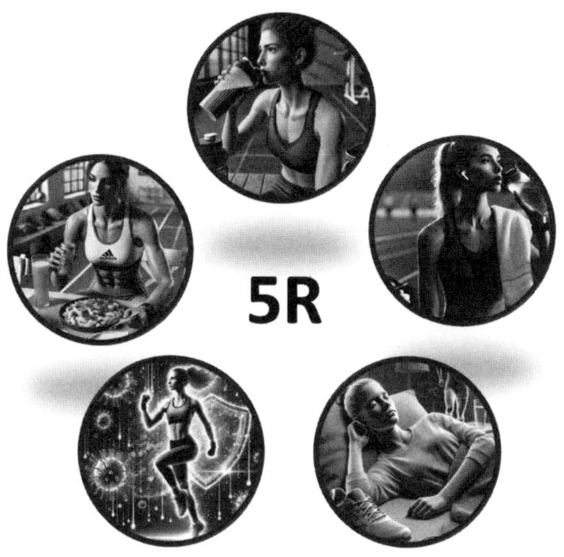

La recuperación del deportista requiere la restauración del glucógeno muscular (*refuel*); la recuperación del tejido muscular dañado durante el ejercicio (*repair*); la hidratación (*rehydrate*) con el fin de reponer los líquidos perdidos durante el ejercicio; la restauración de la homeostasis del sistema inmune, y de oxido reducción, y en último lugar, el descanso (*rest*).

glucógeno. Existen dos momentos o fases: una rápida, que se produce en las dos horas posteriores al ejercicio, y una lenta, posterior a esa fase. Inmediatamente terminado el ejercicio, es más rápida la síntesis, siempre y cuando exista suficiente disponibilidad de carbohidratos. Esto tiene que ver con la captación de glucosa por parte del músculo. El ejercicio aumenta los transportadores de glucosa (GLUT4) en la membrana de la fibra muscular por un mecanismo independiente a la insulina. Este mecanismo, junto con el de la insulina liberada por el páncreas por acción de los carbohidratos ingeridos tras el ejercicio, facilita durante un tiempo la síntesis rápida de glucógeno. Si la ingesta de los carbohidratos se produce después de las dos horas posteriores al ejercicio, la tasa de síntesis de glucógeno es menor. Sin embargo, la premura en la ingesta de carbohidratos dependerá, como ya comenté, de cuán cerca está el próximo evento. Quédate con la idea de que el tiempo de recuperación es un factor fundamental para determinar la cantidad, frecuencia y tipo de carbohidratos que se deben ingerir en la recuperación.

Sin embargo, el aspecto más importante es la disponibilidad de carbohidratos. No puedes construir un muro, por mucha prisa que te des, si no tienes ladrillos. Sabemos que la enzima encargada de sintetizar el glucógeno depende fundamentalmente de la disponibilidad de carbohidratos. Esta enzima, llamada glucógeno sintasa, aumenta su actividad cuando existe una disminución de glucógeno. Pero para que pueda trabajar, es decir, resintetizar el glucógeno, necesitas la materia prima, glucosa. Esto es como si tenemos a cien obreros preparados para construir un muro, pero, como te decía antes, si no tenemos ladrillos, no hay muro que construir. La recomendación está en ingerir en torno a 1-1,2 g/kg de peso corporal, sobre todo, insisto, cuando el tiempo de recuperación es entre 4-8 horas entre partido o evento competitivo. Parece poco relevante cuando el tiempo de recuperación es superior a las 8 horas. En deportes que producen mucho daño muscular, como por ejemplo el fútbol, las necesidades pueden ser mayores. De hecho, se estima que de forma normal en aproximadamente 20-24 horas se suele producir la recuperación del glucógeno muscular, mientras que cuando existe un elevado daño muscular, esta recuperación puede tardar entre 48 y 72 horas.

En cuanto al tipo, se recomiendan fundamentalmente carbohidratos con un elevado índice glucémico cuando necesitamos reponer glucógeno de forma rápida. Por ejemplo, cuando se ha comparado la amilosa con la amilopectina, glucosa o maltodextrinas se ha observado que la amilosa —al tener un menor índice glucémico— promueve menos síntesis de glucógeno. En los últimos años, varios estudios han observado la conveniencia de introducir fructosa, además de glucosa, en la recuperación. El motivo es doble: por un lado, disminuye las posibles molestias gastrointestinales asociadas a la ingesta de una elevada cantidad de carbohidratos. Por otro, favorece la resíntesis del glucógeno hepático. De nuevo, ten en cuenta que cuanto mayor sea el tiempo de recuperación, menos importante es el tipo de carbohidrato.

Un aspecto que siempre me preguntan es cuál es la mejor forma de tomar carbohidratos en la recuperación. Los estudios que han comparado formas sólidas o líquidas muestran que no existen diferencias entre ellas. Pero sí concurre un importante factor a considerar. Tras el ejercicio intenso, se ha observado cómo una hormona relacionada con el hambre, la ghrelina, disminuye durante unas horas. Esto disminuye el hambre, lo que puede afectar a la ingesta voluntaria de tomar alimento y, por tanto, a la recuperación. En este caso, las formas líquidas pueden ser más interesantes, puesto que nos ofrecen un medio para dar una mayor ingesta de nutrientes sin la saciedad que suma la propia acción de masticar. La elección de la forma de carbohidrato también dependerá de la preferencia o gusto que tenga el deportista, la practicidad (no es lo mismo competir una vez al día que dos) y la disponibilidad que tengamos (imagínate que tras competir hay que viajar).

Como comenté, existe la posibilidad de ingerir proteína con carbohidrato; esto puede ayudar a aumentar la síntesis de glucógeno, sobre todo cuando no consumimos una ingesta adecuada de carbohidratos en la recuperación. También parece interesante en aquellos deportistas que presentan poca tolerancia a la ingestión elevada de carbohidratos. En estos casos, ingerir carbohidratos (unos 0,8 g/kg) junto con proteína (0,2-0,3 g/kg hora) puede ser una buena opción para resintetizar el glucógeno. Además, la proteína es otro elemento nutricional clave en la recuperación.

Otros compuestos también han sido estudiados con el fin de mejorar la resíntesis de glucógeno muscular. Varios estudios han mostrado que la ingesta de creatina con carbohidratos puede aumentar la síntesis de glucógeno. La cafeína también ha sido estudiada, ya que aumenta la absorción de los carbohidratos y mejora la resíntesis de glucógeno. Otras moléculas contenidas en el café, como el ácido cafeico o el cafestol, parecen estar involucradas en que este ayude a la recuperación y resíntesis del glucógeno. El problema de los estudios realizados con cafeína para la mejora de la síntesis de glucógeno es la elevada dosis utilizada (unos 8 mg/kg). Esto puede ayudar a la recuperación del glucógeno, pero, por otro lado, afectar a un elemento fundamental de la recuperación, el sueño. La glutamina y los flavonoides también han sido estudiados; sin embargo, aún falta evidencia de su utilidad en la resíntesis de glucógeno.

Por último, y aunque dedicaremos un capítulo a ello, es importante evitar el alcohol. Sabemos que el alcohol interfiere en la resíntesis de glucógeno, probablemente desplazando el consumo adecuado de energía en la recuperación.

Repair: Emil Zátopek y el daño muscular

No sé si conoces la historia de Emil Zátopek, también conocido como la Locomotra Checa. Ganó cuatro medallas olímpicas y estableció varios récords mundiales durante su carrera en 1950. Durante el desarrollo de los Juegos Olímpicos de 1953, sus logros fueron sorprendentes. Ganó la medalla de oro en los 5 000 metros, 10 000 metros y maratón en la misma competición. El problema es que Zátopek nunca había corrido esta distancia en una competición. El ritmo de carrera era tremendo, haciéndose finalmente con la victoria. En los días siguientes a la carrera, Emil sufría de unas agujetas tan grandes que apenas le dejaban caminar. Él, pese al dolor, lo reflejaba como una señal que justificaba el trabajo duro que había realizado.

Lo que le ocurrió a Emil, si hemos entrenado, nos ha pasado a todos en algún momento de nuestra vida. Las agujetas o mejor llamadas «dolor muscular de aparición tardía» son el resultado del daño muscular inducido por el ejercicio. Esto no es algo ajeno al deporte. Me llama mucho la atención cómo algunos deportistas conviven con este dolor. Por ejemplo, en un estudio realizado por Ben D. Fletcher y colaboradores con jugadores ingleses de la superliga de rugby observaron cómo los deportistas sufrieron dolor después de los 26 partidos que jugaron. Como indican los autores del trabajo, los jugadores perciben un dolor constante durante toda la temporada. El dolor y la incomodidad pueden llevar a que muchos atletas tomen de forma indiscriminada fármacos antiinflamatorios. El uso de estos fármacos es frecuente por parte de muchos deportistas para manejar esta situación. Si bien los antinflamatorios no esteroideos o los opiáceos pueden ser seguros cuando son prescritos por un médico a corto plazo, el uso crónico se relaciona con diferentes problemas como náuseas, vómitos, dolor de cabeza, estreñimiento, trastornos de sueño y gástricos, lesiones y úlceras gástricas y daño renal. Hay casos reales que nos ilustran este problema. Por ejemplo, el jugador de Liverpool Dejan Lovren declaró en el diario *The Guardian* que tomaba cinco pastillas diarias para superar su dolor. En un estudio realizado con jugadores de fútbol durante la Copa del Mundo entre 2002 y 2014, la mitad de los jugadores usaban medicamentos antiinflamatorios no esteroideos. Curiosamente, un tercio de los jugadores usaron los AINE antes de cada partido, independientemente de si finalmente salían o no al terreno de juego.

El inicio de la historia: Theodore Hough

El primer estudio que he encontrado que nos habla del dolor muscular de aparición tardía (DOMS, por sus siglas en inglés), fue publicado en 1902 en la revista *American Physical Education Review*. Su autor, Theodor Hough, se propuso investigar mediante ergografía cuáles eran las causas y mecanismos que subyacían al dolor muscular. Hough concluyó que el dolor posterior al ejercicio era un fenómeno complejo que involucra daño en las fibras musculares e inflamación.

Actualmente, la definición de daño muscular inducido por el ejercicio es más compleja. Así, en un trabajo liderado por el doctor Daniel Owens, los autores lo definen como «un fenómeno transitorio causado por un ejercicio dañino al que no estamos acostumbrados y que se caracteriza por daño estructural en las fibras musculares y de inflamación».

Normalmente, se acepta que la respuesta al daño muscular es bifásica. Lo primero que ocurre es que la carga mecánica sobre el músculo y el estrés metabólico que se producen durante el ejercicio alteran los elementos contráctiles y el tejido conjuntivo del músculo, es decir, y hablando de forma más sencilla, el músculo se *microdestroza*. Todo esto se ve acrecentado por la mayor producción de radicales libres derivados de una mayor entrada de sangre al tejido. Existen otros factores que pueden incrementar este daño primario, como la disminución de la fosfocreatina o del glucógeno muscular y por la acumulación de productos derivados del metabolismo como el amoniaco o los propios iones de hidrógeno, alterando el entorno muscular.

Este daño muscular primario da paso a una fase secundaria que viene caracterizada por la respuesta inflamatoria. Lo primero en lo que todos pensamos cuando escuchamos inflamación es en frenarla o, como se suele decir, apagarla. Sin embargo, esta fase es necesaria para que se limpie el tejido dañado y se produzca la reparación y adaptación del tejido. Aquí, parte de nuestro ejército inmunológico, neutrófilos y macrófagos, comienzan a liberar sustancias y a fagocitar los restos celulares. Yo siempre les cuento a mis alumnos que esto es como encontrar una casa en ruinas que quieras edificar. Lo primero es terminar de tirar paredes, limpiar todo y luego construir de nuevo la casa. Esto hace la inflamación aguda.

Por otro lado, el daño del tejido conjuntivo también da lugar a la liberación de sustancias que estimulan las fibras nerviosas que transmiten el dolor al cerebro. Esto hace que, en conjunto con la actividad de neutrófilos, macrófagos, radicales libres y otras sustancias, se produzca mayor daño y dolor muscular en torno a las cuarenta y ocho horas tras el ejercicio. ¿Te suena? Los macrófagos, estas células que literalmente son grandes comedores, intervienen de forma primaria en toda la destrucción y limpieza del tejido y, posteriormente, también son, en parte, las responsables de la reparación de dicho tejido. Para ello activan a unas células muy especiales que se encuentran en toda la periferia de la fibra muscular, las llamadas células satélite. Estas células, cuando son activadas, se dividen y migran hacia la zona donde se encuentra la lesión, promoviendo su reparación. Actualmente, se cree que este mecanismo es el principal responsable de la reparación de los tejidos en lesiones de mayor envergadura. Los macrófagos, además de activar la respuesta reparadora mediada por células satélite, también comienzan a producir sustancias antiinflamatorias, controlando así la magnitud de la inflamación y restaurando la homeostasis del tejido. En el caso de las microlesiones que tienen lugar durante el ejercicio, recientemente se ha podido comprobar que son los propios mionúcleos de las células musculares los que migran (se mueven) hacia la zona de lesión y ayudan, mediante la síntesis de proteínas, a la reparación de este tipo de microlesiones.

Como decía en párrafos anteriores, una de las consecuencias del daño muscular inducido por el ejercicio es el dolor de aparición tardía, las agujetas. Estas suelen durar hasta 5-7 días y alcanzan su pico entre las 24 y 72 horas, pero no son las únicas consecuencias. También se produce una disminución de la fuerza, lo que afecta al rendimiento, edema, aumento de ciertas proteínas que se encuentra dentro de la fibra muscular en la sangre, disminución del rango de movimiento, alteraciones en la estructura contráctil del músculo y también, curiosamente, un aumento de la tasa metabólica en reposo. Esto último es importante considerarlo si tenemos en cuenta que en algunos estudios realizados con jugadores de rugby se ha comprobado que tras el día del partido la media de aumento del gasto metabólico en reposo era de unas 231 kcal y en algunos deportistas de hasta 1 000 kcal. Por tanto, después de hacer un ejercicio donde se produzca mucho daño muscular, quizá no es buena idea bajar mucho la ingesta energética.

UNA MEJOR FORMA DE RECUPERARSE QUE BAÑARTE EN VINO

Más allá de esta absurda forma de recuperar que vimos en el jugador de la NBA, diferentes estudios nos enseñan cómo algunas estrategias pueden ser útiles para atenuar el daño muscular. Voy a centrarme en aquellas que suelo usar con mis deportistas y a las que, además, la evidencia científica da un mayor respaldo.

Sobre la ingesta de proteína, aunque es necesaria para mejorar el proceso adaptativo tras el entrenamiento, sus efectos sobre el daño muscular están menos claros. Se ha estudiado la implicación de diferentes tipos de aminoácidos sobre el daño muscular. En concreto, los aminoácidos de cadena ramificada (isoleucina, valina y leucina) han mostrado efectos en la reducción de algunos marcadores de daño y del dolor muscular, aunque no se observa mejora en la función muscular. La cantidad que se debe de tomar no está muy clara. En una revisión reciente se indica una dosis de entre 2 y 10 g al día de estos aminoácidos para favorecer la recuperación en una proporción de leucina, isoleucina y valina 2:1:1, en los tres días previos y posteriores al ejercicio. Otros estudios recomiendan que estos sean consumidos al menos una semana antes del ejercicio, durante el día del ejercicio y en días posteriores, aunque también se han observado disminuciones en los marcadores de daño con tomas agudas de 5,4-8,3 g antes del ejercicio. La mejor recomendación que se puede dar aquí es la de introducir una proteína completa tras el entrenamiento como parte de la recuperación.

Muchos de los compuestos que se están investigando y que se utilizan para atenuar el daño muscular son aquellos que poseen actividad antiinflamatoria y antioxidante. Sin embargo, su uso es controvertido y requiere ser matizado. Es cierto que, si el daño muscular es muy extenso, la liberación de radicales libres puede ser elevada. Si nuestras propias defensas antioxidantes no pueden controlar el exceso de radicales libres, esto conlleva la aparición de estrés oxidativo en el tejido. El estrés oxidativo se asocia con dolor muscular, fatiga y disminución de la función muscular. El problema es que los propios radicales libres también son moléculas de señalización implicadas en la función fisiológica normal del organismo y en la adaptación al ejercicio. Es decir, si elimino mediante suplementos antioxidantes la producción de radicales libres, estoy fastidiando las adaptaciones al entrenamiento.

Una de espetos para recuperarse

Los ácidos grasos contenidos en el aceite de pescado, los ácidos grasos omega-3, en concreto el ácido eicosapentaenoico (EPA) y el docosahexaenoico (DHA) tienen una importante acción antiinflamatoria, como ha sido evidenciado por una extensa literatura. El efecto antinflamatorio lo consiguen incorporándose a las membranas celulares donde reemplazan al ácido araquidónico, que, aunque necesario, a partir de él se producen moléculas que participan en la inflamación. Diferentes estudios han mostrado que el omega-3 puede reducir el estrés oxidativo, la inflamación y el dolor muscular tras el ejercicio excéntrico, además de mejorar la función muscular. En un estudio reciente de Ryan Anthony y colaboradores, se indica que la suplementación con ácidos grasos omega-3 puede tener efectos favorables sobre los marcadores inflamatorios y el dolor muscular de aparición tardía tras el daño muscular. La suplementación con omega-3 requiere unas cuatro semanas de ingesta para que estos ácidos grasos se incorporen a la membrana. Sin embargo, un estudio mostró que una dosis elevada (1 g por cada 10 kg de peso corporal) tras el ejercicio también podía ayudar a la recuperación. Se debe tener cuidado con dosis superiores a los 5 g/día, puesto que pueden aumentar la peroxidación lipídica y el estrés oxidativo, además de suprimir la respuesta inflamatoria. Algunos estudios recomiendan que se ingieran 100 UI de vitamina E con el omega-3.

La famosa creatina, ¿puede ayudar?

La creatina también ha sido estudiada en los procesos de recuperación tras el daño muscular. Su ingesta tras el ejercicio se vincula con su efecto sobre la mejora en la producción de energía, lo que puede ser necesario para la recuperación del daño muscular. También se ha visto que puede mejorar la recuperación del glucógeno muscular al ingerirse junto con carbohidratos en la recuperación. La literatura, sin embargo, es dispar en cuanto a sus efectos sobre la recuperación del daño muscular inducido por el ejercicio. En dos trabajos de revisión sistemática y metaanálisis recientes no se muestran resultados favorables, al menos tomados de forma crónica. Algunos autores apuntan a que, de forma aguda, tras una sesión intensa, puede resultar efectiva.

La vitamina del sol puede ayudar

La vitamina D ha sido propuesta como una hormona eficaz en la reparación del daño muscular. Si bien esto no es una ayuda ergogénica ni específica para la recuperación, el objetivo debe ser mantener los niveles adecuados de esta vitamina. El doctor Daniel Owens y sus colaboradores publicaron un artículo en 2016 donde analizaron el efecto de la vitamina D en la recuperación funcional del músculo tras el daño muscular. Cuando se suplementó con vitamina D durante un periodo de seis semanas a los jóvenes participantes del estudio y que tenían bajos niveles de vitamina D, la concentración de esta aumentó por encima de los valores que se consideran óptimos para un deportista (> 75 nmol/l). El estudio mostró que la mejora del estatus de vitamina D da como resultado una mejora de la función de la musculatura extensora de rodillas tras el daño muscular, lo que los autores sugirieron se producía por una mejora en la regeneración muscular mediada por esta vitamina. Con esto no quiero decir que te suplementes con vitamina D. La vitamina D es un requisito biológico del organismo, no una ayuda ergogénica. Lo único que hay que vigilar es que los niveles de vitamina D sean adecuados. Si existe deficiencia, el médico será quien te recomendará cuánta debes de tomar.

Cómete el arcoíris

Me resulta muy interesante la creciente evidencia sobre polifenoles. Estos son un grupo de fitoquímicos presentes en elevadas concentraciones en una amplia gama de frutas y verduras.

Hay cuatro tipos fundamentales: lignanos, ácidos fenólicos, estilbenos y flavonoides. A su vez, cada uno de ellos tiene numerosas subclases. Estas sustancias son fundamentales para las plantas, interviniendo en su crecimiento, polinización, resistencia a patógenos y factores estresantes ambientales. Dentro del campo de la recuperación se justifica su utilización dada su acción sobre las defensas antioxidantes endógenas, protección de los glóbulos rojos y mejora de la función vascular. Aunque pueden tener efectos antioxidantes, su acción parece ser indirecta. Los estudios muestran que tomar polifenoles al menos tres días antes y tres días después de una sesión de ejercicio intenso puede mejorar la recuperación del daño muscular. Este dato es importante porque, como puedes intuir, la recuperación comienza antes del propio ejercicio. Además de este efecto, se ha visto que los polifenoles también pueden tener efectos antiinflamatorios, inhibiendo la actividad de las ciclooxigenasas (COX1 Y COX2), sobre todo la COX2. Para que te hagas una idea, estas son las enzimas sobre las cuales hacen efecto los fármacos antiinflamatorios. Los deportistas se pueden beneficiar del consumo de fruta entera debido a que tiene los mismos efectos que la suplementación con estas sustancias, si bien, la dosificación es difícil de saber de forma precisa.

Dentro de los alimentos ricos en estas sustancias y muy populares en el deporte está la cereza ácida de Montmorency. Esta cereza es rica en un flavonoide, las antocianinas, que se ha visto que mejora la recuperación tras el daño muscular y oxidativo, la inflamación, la función y el dolor muscular. Los estudios señalan que se debe consumir una bebida de cerezas ácidas que contenga unos 600 mg de polifenoles (unos 30 ml de un producto concentrado) dos veces al día, al menos tres días antes del ejercicio. Esta precarga es fundamental y parece importante para conseguir su efecto. Aunque muchos estudios indican que puede atenuar la respuesta inflamatoria y acelerar la recuperación posterior al ejercicio, no todos han obtenido los mismos resultados. Recientemente, Jimmy T. Wandi y sus colaboradores de la Universidad de Exeter en

Reino Unido vieron cómo la suplementación con cereza ácida mejoró la fuerza muscular isométrica y, además, aumentó la expresión de genes y proteínas antioxidantes en paralelo al crecimiento en la concentración de ácido fenólico, lo que podría estar detrás de los resultados obtenidos en la mejora de la fuerza. La mayor parte de los estudios nos muestran que deberíamos consumir unos 1000-1200 mg de polifenoles por día. Esto puede suponer un coste económico elevado si tenemos en cuenta que esa cantidad la vamos a encontrar en 450 g de arándanos o 300 g de cerezas.

Un factor importante es qué cantidad de estas sustancias incorporamos directamente a través de la dieta. Si consumimos suficientes frutas a diario ricas en polifenoles, probablemente necesitemos menos cantidad para obtener el beneficio atribuido a su consumo o, incluso, no tengamos ya un efecto más beneficioso del que nos está aportando. Esto es importante porque muchos de los estudios que atribuyen mejoras con el consumo de polifenoles no recogen la ingesta de polifenoles de la dieta del deportista o los retiran previamente antes de realizar el protocolo de suplementación. Es necesario hacer estudios con mayor validez ecológica para poder así determinar los verdaderos beneficios del consumo de polifenoles en la recuperación tras el ejercicio.

La granada es otra de las frutas investigadas en la recuperación tras el ejercicio por su contenido en polifenoles. Se estima que contiene unos 3,8 mg por ml en un zumo de esta fruta. La granada es particularmente rica en elagitaninos, aunque también posee una pequeña cantidad de antocianinas, taninos y, algo interesante, precursores de la urolinina A. Al igual que ocurre con la cereza ácida, diferentes estudios han mostrado que puede ser útil para la mejora de la recuperación en deportes de fuerza. Los estudios también sugieren que la toma debe hacerse al menos tres días antes del ejercicio. En este sentido, el consumo de granada antes del ejercicio se ha visto que puede aumentar el diámetro de los vasos y el flujo sanguíneo después del ejercicio, un efecto interesante de esta fruta en la recuperación. Si bien falta investigación en este sentido, actualmente se recomiendan unos

500 ml de zumo de granada o 30 ml de un concentrado, lo que ha de proporcionar unos 605 mg de polifenoles, al menos tomados 5 días antes del ejercicio. Cuando se consumen 1 000 mg de un extracto de granada (con un contenido de 3 500 um/l de polifenoles) 30 minutos antes del ejercicio, se han comprobado cambios en el flujo sanguíneo. Aunque en deportes de fuerza existe evidencia de la mejora de la recuperación, en deportes de resistencia no existe. Además, el estado de entrenamiento de la persona puede hacer variar los resultados, pudiendo ser menor el efecto en personas entrenadas.

Los arándanos, al igual que las cerezas, son ricos en antocianinas. Aunque existe alguna evidencia en la mejora de la recuperación tras ejercicio de fuerza o resistencia, la investigación aún es limitada y no tan clara como en las cerezas o la granada.

La grosella negra también es rica en antocianinas (130-460 mg/100 ml), además de contener otras sustancias como los glucósidos, con una actividad antioxidante mayor que la que se encuentra en los arándanos. Parece que la toma de grosella disminuye la respuesta inflamatoria tras el ejercicio y el daño muscular inducido por el ejercicio y los marcadores de daño, función muscular y dolor derivado de él. La ingesta mínima que reportan los estudios es de 3,2 mg/kg (unos 80 mg de antocianinas). Se recomienda que se consuman 1-2 horas antes del ejercicio. Es necesario, al igual que con los arándanos, una mayor investigación.

La curcumina, compuesto fenólico responsable de que las manos se nos pongan amarillas al tocar la especia cúrcuma, tiene diferentes propiedades. Centrándonos en el papel de la curcumina en el deportista y su recuperación, la curcumina tiene efectos antiinflamatorios. Uno de los problemas que nos encontramos con este compuesto, a pesar de su elevada tolerancia y seguridad, es su baja biodisponibilidad. Es decir, de lo que tomas poco llega a la sangre. Para mejorarla se utilizan varias estrategias como mezclarla como piperina (compuesto que se encuentra en la pimienta) o incluso a través de preparados que muchos laboratorios formulan para mejorar la absorción (fórmulas liposomadas, complejos con fosfolípidos, etc.).

Los estudios realizados en humanos muestran mejoras en la recuperación del daño muscular, observándose mejoras en los marcadores inflamatorios, de daño y función muscular. Aunque los protocolos y dosis de uso no están muy claros actualmente, parece que una dosis de 400-500 mg puede ser efectiva. Es importante tener en cuenta el efecto quelante del hierro de la curcumina, si existe deficiencia de hierro (anemia) el uso de curcumina puede interferir con la biodisponibilidad de hierro. Además, algunos estudios sugieren que la curcumina no sea tomada en momentos en que el deportista esté buscando mejoras adaptativas con el entrenamiento. Como ya comenté, la inflamación aguda forma parte de la recuperación. Frenarla puede estar interfiriendo el proceso adaptativo. Por tanto, una buena idea sería reservarla para los periodos de competición.

Por último, el jugo de remolacha también parece interesante para mejorar los procesos de recuperación. Aunque es famoso en el mundo del deporte por su contenido en nitratos (un compuesto precursor del óxido nítrico) también contiene otras muchas sustancias que lo hacen interesante. Por ejemplo, contiene ácido ascórbico, carotenoides, flavonoides y pigmentos como la betalaína que le dan su color violeta. La remolacha se ha visto que mejora la recuperación, disminuye el estrés oxidativo y regula de forma positiva la producción de antioxidantes endógenos. También mejora el aporte de oxígeno a los tejidos por la formación de óxido nítrico a partir de los nitratos que contiene. Aunque no todos los estudios muestran efectos positivos en los diferentes parámetros del daño muscular, como la función y el dolor musculares, no existen datos concluyentes sobre el estrés oxidativo. En cuanto a las dosis recomendadas, la mayoría de los estudios indican la ingesta de 7-8 dosis de 250 ml, lo que contiene unos 400 mg de compuestos fenólicos, 194 mg de betalaína y 210 de nitrato, durante 3-4 días. Extrapolando los datos de estudios en modelos animales, sería necesaria una ingesta inferior, unos 100-330 g de vegetales ricos en nitratos, para conseguir dichos beneficios.

Si quieres una buena recuperación muscular, no olvides tomar proteína, grasa de calidad, carbohidratos y dale bocados al arcoíris, come fruta y vegetales. El resto de las R te las cuento en los siguientes capítulos.

A lo largo de este capítulo, hemos visto cómo la recuperación de un atleta es tan esencial como el mismo entrenamiento. Las excentricidades de figuras como Amar'e Stoudemire nos recuerdan que, en muchos casos, las modas y pseudociencias se mezclan con la ciencia deportiva. Sin embargo, el verdadero valor de la recuperación radica en el equilibrio entre la ciencia y la práctica. *Refuel, Repair and Rehydrate* son los pilares que sostienen la mejora física tras la exigencia competitiva. Saber combinar de manera inteligente los nutrientes y las estrategias de recuperación nos acerca a un rendimiento óptimo. Aunque las extravagancias pueden llamar la atención, el camino seguro hacia el éxito está respaldado por la ciencia y una adecuada traslación de ella al deportista. Los siguientes capítulos desvelarán más sobre este fascinante proceso, donde cada detalle cuenta para lograr una verdadera optimización del cuerpo.

10

DE MILÓN DE CROTONA
A LOS HUEVOS DE ARNOLD

Milón fue un atleta griego nacido en Crotona que vivió durante el siglo VI a.C. Se cuenta que compitió en los Juegos Olímpicos, venciendo en la lucha seis veces. Cuentan que, en una ocasión, asistía a una lección de Pitágoras junto con otros discípulos. El techo se vino abajo, pero Milón lo sostuvo hasta que todos pudieron salir del lugar. Pero, quizá, una de las historias más sonadas de Milón tiene que ver con su entrenamiento. Cada día cargaba un ternero sobre sus espaldas. Cuando llegó el momento de competir en las Olimpiadas, el ternero ya era un buey de cuatro años, sin embargo, Milón seguía cargando con él. Tanto fue así que se lo llevó hasta el estadio y se lo comió. Dicen que Milón de Crotona comía veinte libras de carne y otras tantas de pan, y bebía tres cántaros de vino. Unas 57 000 kcal al día.

Como es obvio toda una fábula que nos sirve para empezar a hablar en este capítulo de las proteínas, no sin antes hablar de una leyenda, un Milón del siglo XX-XXI. Me estoy refiriendo al legendario fisioculturista y actor Arnold Schwarzenegger. Arnold no entrenaba con un carnero a la espalda, pero sí lo hemos visto, como se suele decir, mover hierros altamente pesados. ¡Ah! Y fue Terminator. Aquellos que desde pronto empezamos en los gimnasios recordamos las revistas donde aparecía entrenando, comiendo y, además, dando importancia a los huevos en su dieta. Una de las anécdotas más conocidas tiene que ver con los batidos que se hacía Arnold con huevos crudos, con la creencia de que eran mejores para su recuperación y sus músculos. Recientemente, se le ha visto en un vídeo en el que se prepara un batido donde añade, entre otras cosas, un huevo entero, sí entero, con cáscara incluida. Como es lógico, esto no solo no le hace más fuerte, sino que el riesgo de infección por salmonela es elevado. El huevo es conocido en el mundo del deporte por su contenido en proteínas. Y es de ella y del aumento de la masa muscular, de lo que vamos a hablar en este capítulo.

REQUERIMIENTO DE PROTEÍNAS EN LOS DEPORTISTAS: LAS 3 T DE LA NUTRICIÓN DEPORTIVA

En nutrición deportiva tenemos una pequeña regla para hablar de los nutrientes, las conocidas 3 T. Ya ves que nos gusta poner números y letras a todo. Con ello hacemos alusión a la cantidad *total* del nutriente, al *tipo* o calidad del nutriente y, por último, al *timing* o momento de toma del nutriente. Esta regla es bastante intuitiva y nos hace fácil entender las necesidades de proteínas en los deportistas.

Cuando hablamos de la primera T, nos referimos a la cantidad de proteína que necesita un deportista a diario y por toma. En este sentido, el debate está servido. Quizá la creencia proveniente de la antigua Grecia de las necesidades de carne en los atletas o el pensar que somos en torno a un 40 % músculo, da lugar a la idea de que un deportista requiere mucha más proteína que un no deportista. En los últimos años, veo una fiebre tremenda de publicidad, *influencers*, entrenadores y marcas comerciales que han extendido y popularizado el «más es mejor». Quizá el hecho de que la proteína de suero cotice en bolsa tenga algo que ver...

Las proteínas, y en concreto los aminoácidos que las conforman, son fundamentales para la vida. El entrenamiento da

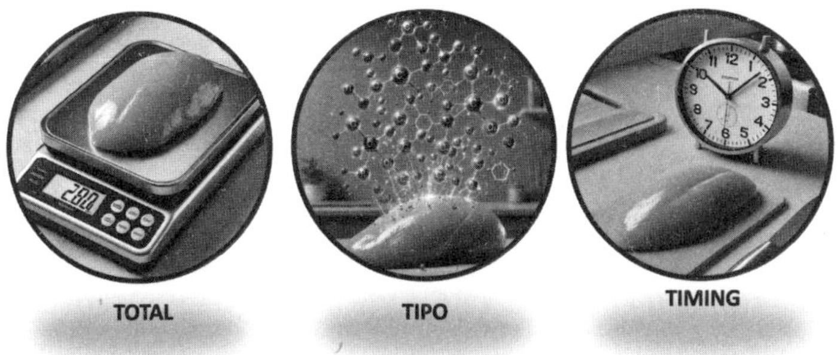

Tres reglas básica en nutrición deportiva: El total del nutriente ingerido, el tipo de nutriente (que hace alusión a la calidad) y el *timing* o momento de toma del nutriente. A esto le conocemos como la regla de las 3 T.

lugar a un aumento de lo que se denomina el recambio de proteínas muscular, es decir, aumenta la degradación y también la síntesis. Cuando aportamos suficiente proteína, la síntesis será mayor que la degradación, produciéndose con el tiempo un aumento de la masa muscular, fundamentalmente en aquellos que entrenan fuerza.

En el caso de los deportistas de resistencia, los estudios muestran que existe un aumento de la oxidación de aminoácidos. Esto ha llevado a recomendar a deportistas de estas modalidades un aporte de proteínas mayor, de entre 1,2 y 1,4 g por kg de peso corporal. Incluso en días donde el entrenamiento es más elevado, estas cifras pueden ser mayores, llegando a 1,6 y 1,8 g por kg de peso corporal al día. Si bien las necesidades son mayores que en personas sedentarias, los estudios también nos muestran que el entrenamiento parece producir adaptaciones que disminuyen la oxidación de proteínas. Por tanto, quizá entre 1,2-1,8 g de proteína por kg de peso corporal puede ser una cantidad, que, teniendo en cuenta el volumen de entrenamiento del deportista, podemos considerar.

En el caso de los deportistas de fuerza, si lo que se busca es «construir» músculo, lo primero es un adecuado entrenamiento y, después, el sustrato que permite que se formen las proteínas que componen el músculo, los aminoácidos. Si bien sin ladrillos no hay pared que formar, es decir, sin proteína no hay músculo que se pueda formar, la energía que toma un deportista también es importante. De hecho, en la mayor parte de las personas, es necesario un superávit calórico para conseguir crear nuevo músculo. Esto tiene que ver con el elevado gasto energético que supone la creación de nuevo tejido muscular. Las recomendaciones para deportistas de fuerza están en torno a 1,6-1,7 g por kg de peso corporal al día. Más de 2,2 g/kg día no parece generar un mayor beneficio en el aumento de la masa muscular, al menos en personas entrenadas. Tal y como expresa el profesor Stuart Phillips de la Universidad de McMaster: «No hay pruebas de que más (más allá de 1,6 g/kg de peso corporal/día) sea mejor para nada y lo que hay que sacar de esto es qué pequeño es el efecto de cualquier proteína. Comparado con el efecto de simplemente hacer entrenamiento de resistencia con una ingesta adecuada de proteínas, es minúsculo».

En deportes intermitentes como el fútbol, entre 1,4-1,6 g por kg de peso corporal puede ser una buena cantidad, según diferentes estudios. Ten en cuenta que estas cantidades pueden ser mayores cuando nos encontramos ante diferentes circunstancias como una lesión, periodos de elevada carga competitiva o de mejora de la composición corporal. Algunos deportistas como gimnastas, en deportes de categoría de peso o bailarinas, pueden presentar riesgo de bajo consumo de proteínas, por lo que se deben vigilar las cantidades que toman.

Una vez que sabemos la cantidad diaria que debemos tomar, la siguiente pregunta es qué cantidad debemos ingerir en cada comida. Aunque los estudios iniciales mostraron que con 20 g de proteína era suficiente, es cierto que el protocolo de ejercicio que se utilizó es poco realista con respecto a lo que se suele hacer cuando un deportista entrena. De hecho, en un estudio posterior se observó que cuando se realizan entrenamientos donde se entrena una mayor cantidad de grupos musculares, una ingesta de 40 g parece ser una cantidad mejor para optimizar la respuesta anabólica. Por tanto, unos 30-40 g de proteína pueden ser suficientes. Sorprendentemente, un estudio reciente ha visto que no existe un límite superior de ingesta de proteína por toma y su efecto anabólico. De hecho, se observó cómo 100 g de proteína generaba una respuesta anabólica mayor y más prolongada que una toma de 25 g. Esto no quiere decir que debas tomar 100 g de proteína por toma, es mejor repartir las necesidades a lo largo del día en varias tomas como ahora veremos.

La siguiente T corresponde al tipo de proteína. Cuando se habla del tipo de proteína se alude a su calidad. Es importante que la proteína sea completa, es decir, aporte todos los aminoácidos esenciales y no esenciales, además de contener una cantidad de leucina suficiente (en torno a los 3 g por comida). La leucina es un aminoácido esencial, fundamental para activar la vía molecular que conduce a la síntesis proteica. Durante muchos años se ha investigado el impacto de diferentes proteínas de forma aislada, como la caseína y el suero procedente de la leche o la propia soja. La proteína de suero es, sin duda, la más estudiada y la que refiere más beneficios en el aumento de la síntesis proteica, debido a su rápida absorción y composición. Sin embargo, hoy sabemos que en diferentes alimentos ricos en proteínas, otros elementos no proteicos como el tipo de grasa que acompañan al alimento (por ejemplo, ácidos grasos omega-3) puede favorecer la respuesta anabólica muscular. Además de las proteínas lácteas (suero y caseína), cada vez existen más estudios que muestran el efecto de otras proteínas de origen vegetal, hongos, algas e, incluso, lo que algunos llaman será la proteína del futuro, la proveniente de insectos o de carne cultivada en laboratorio.

Otro aspecto para considerar, aunque menos importante que la cantidad, es el momento en que tomamos la proteína, el *timing* que dicen los ingleses. Antes se pensaba que el músculo era más sensible a los aminoácidos cuando la proteína se ingería inmediatamente después, lo que se vino a llamar la ventana anabólica. Aunque parece que cuanto más próxima esté la toma tras el entreno, más sensible puede estar el músculo al estímulo anabólico de las proteínas, esta sensibilidad dura al menos veinticuatro horas tras el entrenamiento. Por tanto, no hace falta matarse por la escalera del gimnasio para tomar la proteína. Por otro lado, diferentes estudios han mostrado que el reparto de la ingesta de proteína a lo largo del día puede ser importante. Debes intentar que la cantidad sea equitativa entre las tomas, procurando al menos 20 g de proteína por toma. Sin embargo, el estudio anteriormente citado con la ingesta de 100 g de proteína rompe esta idea, sugiriendo que la distribución no es tan relevante. No lo es, pero es un matiz para considerar.

Por último, algunos estudios han propuesto que otro momento donde puede ser fundamental la ingesta de proteína es antes de dormir. Los americanos llaman a esto «la última oportunidad». Si bien antes se pensaba que la caseína, proteína procedente de la leche, era la mejor opción para el aumento de la síntesis proteica muscular y mitocondrial, un estudio reciente muestra que no parece existir diferencias entre ella y otra de las proteínas famosas de la leche, el suero. La ingesta que recomiendan los estudios es en torno a los 40-45 g de caseína o suero 30 minutos antes de dormir. Aunque puede ser una consideración más a tener en cuenta, en España, y quizá por los horarios tardíos de cena que tenemos, puede no ser un factor tan importante.

Comer proteína te dañará el riñón, el hígado y los huesos

El lado malo de la proteína venía de la mano de los titulares médicos que apuntaban que comer mucha proteína dañaba el riñón, el hígado y los huesos. No te preocupes, esto se decía hace veinte años, y aún algunos lo siguen diciendo. En las cantidades que te comenté anteriormente, incluso algo superiores, los estudios no han mostrado que exista un efecto negativo de la ingesta de proteína sobre el riñón en personas sanas o, incluso, en ciertas poblaciones con riesgo de poder sufrir problemas renales como personas con diabetes, obesidad e hipertensión. En cuanto a sus efectos sobre el hueso, esta vieja idea también quedó atrás y hoy sabemos que la proteína tiene un papel anabólico importante sobre el hueso. Lo único que sí debes de tener en cuenta si tomas mucho batido de proteína es que el aliento y los pedos son terribles. ¡Ah!, y lava bien el bote. En un estudio se observó que en los *shaker* utilizados para tomar el batido de proteína existía una gran cantidad de bacterias, algunas patógenas. Lava tu *shaker*, úsalo mejor de cristal y cámbialo de vez en cuando, que no valen tanto.

A lo largo de este capítulo, hemos explorado la evolución de la percepción sobre el consumo de proteínas, desde las fábulas de figuras legendarias como Milón de Crotona hasta los excesos mediáticos de Arnold Schwarzenegger. Lo que queda claro es que la proteína, con todas sus mitologías, es fundamental para el desarrollo y la recuperación muscular, pero también es un nutriente que debe consumirse de manera inteligente. Las 3 T de la nutrición deportiva —cantidad total, tipo y momento— nos proporcionan una guía sencilla pero poderosa para asegurar que el cuerpo reciba lo necesario para rendir al máximo. No se trata solo de cuánto se consume, sino de la calidad y el momento adecuado para optimizar el rendimiento.

El cuerpo humano es adaptable, y entender cómo y cuándo suministrar los nutrientes correctos puede marcar la diferencia entre un buen rendimiento y una verdadera mejora.

11

CHRIS FROOME, *FAKE NEWS* Y DIETA CETOGÉNICA

En 2016, el ciclista Chris Froome publicó en la red social Twitter una imagen que mostraba su desayuno de aquel día: cuatro huevos escalfados, medio aguacate y un trozo de salmón ahumado. Chris escribió: «Desayuno en día de descanso». Los comentarios a la foto se acumularon rápidamente, con preguntas como «¿de dónde viene la energía?».

Como era de esperar, algunos aprovecharon la ocasión para sesgar la información científica, y comenzaron a aparecer noticias en varios diarios afirmando: «Grandes noticias para los consumidores de una dieta alta en grasa y baja en carbohidratos. ¡Los primeros y segundos puestos del Tour de Francia son defensores de las dietas bajas en carbohidratos!». La revista *Procycling* publicó en enero de 2017 un número dedicado a este magnífico ciclista, incluyendo un artículo que discutía precisamente este tema. En la entrevista, Chris aclaró las dudas: «Creo que algunas fotos que he subido a redes sociales sobre lo que he estado comiendo corresponden a un día bajo en carbohidratos y supongo que la gente ve eso y piensa "él también debe estar corriendo así". No. Yo creo en los carbohidratos altos, medios y bajos». Como puedes ver, no era un deportista cetogénico, sino un deportista que periodizaba su nutrición.

Aunque Chris no lo fuera, tenemos casos reales de deportistas que sí han seguido una dieta cetogénica para su actividad deportiva. Por ejemplo, el atleta Zach Bitter, tras pasar por algunos altibajos en su carrera y sufrir problemas gastrointestinales, decidió comenzar una dieta cetogénica. En 2019, Zach rompió el récord mundial de 100 millas en pista en el Six Days in the Dome, en Milwaukee, Wisconsin. Completó la carrera en 11 horas, 19 minutos y 13 segundos. También estableció el récord estadounidense de 12 horas en pista, cubriendo unos 167 km. Esto ha hecho considerar a muchos atletas el uso de la dieta cetogénica para mejorar el rendimiento durante periodos prolongados, pero ¿realmente es la mejor opción para ganar?

DE QUÉ HABLAMOS CUANDO HABLAMOS DE DIETA CETOGÉNICA

Permíteme el juego de palabras. Muchos dicen que una dieta cetogénica es una dieta alta en proteínas, otros que es una dieta ancestral, la única para la que el ser humano está realmente diseñado. ¡Quién dijo que estamos diseñados para algo específico! Ante tanto despropósito o desinformación, voy a intentar explicar humildemente qué es y cómo afecta al rendimiento.

La dieta cetogénica es una estrategia nutricional que implica un elevado consumo de grasas y un bajo consumo de carbohidratos. En concreto, la ingesta de carbohidratos debería estar por debajo de 50 g al día y el contenido de grasa representar entre el 70-80 % del consumo total de calorías. Cuando hacemos esto, se produce lo que se conoce como cetosis fisiológica, un estado metabólico que intenta suplir la ausencia de glucosa mediante el uso de cuerpos cetónicos. El propio ejercicio puede reducir la disponibilidad de carbohidratos y estimular la cetogénesis dependiendo de su duración e intensidad, especialmente tras el ejercicio.

Entendamos esto un poco mejor. Como ya hemos visto en capítulos anteriores, el organismo almacena glucosa en forma de glucógeno principalmente en el hígado y el músculo. Esta glucosa almacenada y la circulante en la sangre se utilizan para producir energía. Sin embargo, existen mecanismos adaptativos a nivel metabólico que nos permiten usar otros sustratos energéticos cuando hay escasez de glucosa. Aquí entran en juego las grasas. Nosotros las almacenamos principalmente en forma de triglicéridos en el tejido adiposo y en otros tejidos como el músculo, en forma de triglicéridos intramusculares. Estas grasas, además de poder ser utilizadas como fuente de energía durante ejercicios prolongados de media intensidad, pueden dar lugar a cuerpos cetónicos. Esto ocurre en el hígado. Es aquí donde los triglicéridos, en situaciones de estrés energético, inician la cetogénesis. Mediante diferentes reacciones bioquímicas se producen el betahidroxibutirato, el acetoacetato y la acetona, los tres cuerpos cetónicos. Estos compuestos son solubles en agua, lo que les permite difundirse por las células que tienen mitocondrias (excepto, curiosamente, las hepáticas) y ser utilizados como fuente de energía. El cerebro, aunque es un gran consumidor de glucosa, también es capaz de utilizar de forma efectiva los cuerpos cetónicos.

Cuando realizamos una dieta mixta, las cetonas en sangre suelen estar en torno a 0,2 mM o menos. Nos referimos a cetosis cuando las cetonas están en valores superiores a 0,5 mM (algunos sugieren valores por encima de 0,2 mM). El contenido de cetonas en sangre puede aumentar bien porque exista un incremento en su producción o por una reducción en su uso. Normalmente, existe un incremento en su formación y uso hasta niveles de 2-3 mM. Cuando se hacen ayunos muy prolongados, los niveles pueden ser más altos debido a la menor excreción renal y su menor captación por el músculo esquelético.

Más allá de estos datos técnicos, muchos alumnos en clase suelen decirme que los cuerpos cetónicos son malos debido a que los asocian a lo que ocurre de forma patológica en la diabetes tipo I. Es importante diferenciar entre cetosis y cetoacidosis, ya que esta última puede ocurrir en personas con diabetes y sí que puede ser potencialmente mortal. En ella, los niveles de cuerpos cetónicos pueden superar los 12-15 mM. En condiciones normales, esto no ocurre. Cuando las concentraciones aumentan mucho, su producción disminuye.

Aunque la cetosis se alcanza cuando se restringe el consumo de carbohidratos a ingestas inferiores a 50 g, existen otros factores que pueden hacerte salir de la cetosis, por ejemplo, el consumo de mucha proteína. Esto no siempre es cierto; los atletas, debido a la cantidad de ejercicio que realizan, quizá puedan tolerar ingestas más elevadas de proteína sin salir de la cetosis, según han demostrado algunos estudios.

EL INICIO DE LA DIETA CETOGÉNICA EN EL RENDIMIENTO

En 1939, Christensen y Hansen ya observaron que una dieta baja en carbohidratos y alta en grasas realizada entre tres y cinco días disminuye el rendimiento, probablemente por una menor cantidad de glucógeno muscular, aunque aumenta la oxidación de grasas.

El interés en la dieta cetogénica en los deportes de resistencia nació en 1983, en un estudio realizado por el doctor Phinney y colaboradores basado en observaciones de las dietas seguidas por las tribus inuit. En el estudio, los investigadores tomaron a cinco ciclistas entrenados y los llevaron a pedalear hasta el agotamiento a una intensidad media. Se les dio dos tipos de dietas: una con un aporte de carbohidratos inferior a 20 g, por tanto, cetogénica, y otra con una cantidad elevada de carbohidratos (57 % de carbohidratos). Los resultados sobre el rendimiento fueron similares, si bien el grupo ceto aumentó el uso de grasas durante el ejercicio a una intensidad moderada. Este estudio ha sido utilizado como referencia por muchos proceto para defender dicha intervención dietética, ya que contradecía la idea de que sin una dieta alta en carbohidratos se agotaría el glucógeno y no se podría rendir adecuadamente. Sin embargo, las críticas al estudio desde el punto de vista metodológico son varias. Si observas los datos medios de los resultados, parece que son buenos, sin cambios significativos en el rendimiento entre los grupos. Sin embargo, en los datos individuales se observa cómo uno de los participantes que hizo la dieta cetogénica es quien realmente muestra una gran mejora y quien sesga la media; realmente solo dos participantes mejoraron. ¡Hay que mirar los datos individuales! Otros temas del estudio que se podrían discutir incluyen el orden de la intervención; previamente a la dieta cetogénica, el deportista entrenaba con una dieta normal, lo que pudo beneficiar su rendimiento. Además, el protocolo hasta el agotamiento a intensidades moderadas no refleja lo que ocurre en un entorno real de competición, y el protocolo de dieta elevada en carbohidratos implicó ayuno nocturno y agua durante el ejercicio (lo que tampoco tiene validez ecológica). Incluso, se observó, como dicen los propios autores, que el precio que pagó el grupo bajo en carbohidratos en la conservación del glucógeno fue disminuir, como mostró el cociente respiratorio, su uso, lo que sugiere, como indican los mismos autores, su incapacidad para realizar esfuerzos glucolíticos. Si bien los diferentes estudios realizados con dieta cetogénica cumplen, desde el punto de vista mecanicista, que los deportistas tras un periodo de tiempo realizando dieta cetogénica usan más grasas durante el ejercicio, esto no puede desligarse de otros efectos metabólicos que sí pueden afectar al rendimiento en un entorno real a intensidades en las que compiten los deportistas. Como veremos, esto es tremendamente importante; si no podemos utilizar energía rápida a partir de la glucosa almacenada, difícilmente podremos rendir como lo hace un deportista de élite.

SUPERNOVA Y EVAN DUNFEE

La doctora Luise Burke, con todo el ruido ceto que empezó a resurgir a partir de 2012 con la dieta cetogénica y el rendimiento, se propuso investigar si realmente esta dieta podría

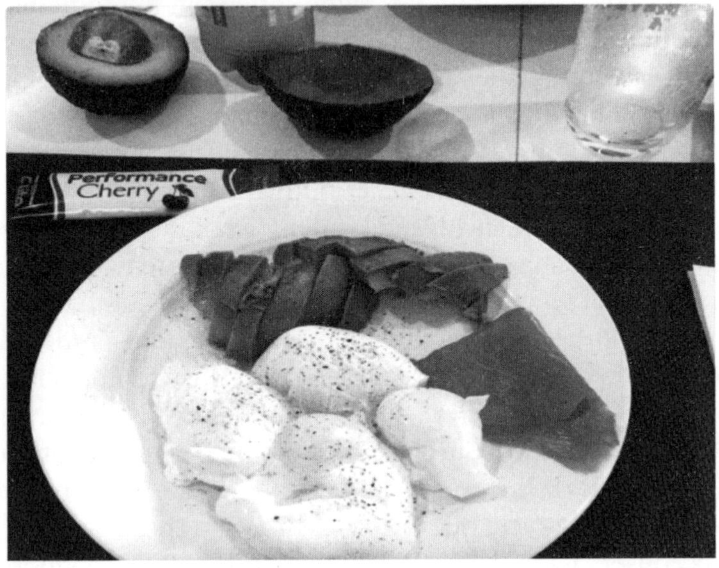

Desayuno que puso en sus redes sociales el deportista Chris Froome (medio aguacate, salmón ahumado y cuatro huevos). Una imagen mal interpretada por algunos puede convertirse en un bulo.

beneficiar a los deportistas. La investigadora y su equipo empezaron un estudio llevado a cabo con marchadores internacionales, entre ellos el marchista olímpico Evan Dunfee. Estuve hablando con Evan sobre este estudio y le agradezco mucha de la información que él me dio, que no está en los artículos científicos y que me sirvió para escribir este capítulo.

En la mente de los atletas, los estudios Supernova, como así se llamaron, comenzaron en 2014, cuando se estaba haciendo otro estudio en Canberra sobre el zumo de remolacha, una ayuda ergogénica utilizada en el deporte. Esto, dice Evan, fue el Supernova 0. A finales de 2015 e inicios de 2016, más de veinte deportistas se reunieron en Canberra para un campamento de entrenamiento. Los atletas se aleatorizaron, un poco según la dieta que estaban dispuestos a probar, en varios grupos. Los primeros estudios se realizaron durante 3,5 semanas. A un grupo se le daba una dieta cetogénica, a otro una dieta periodizada (principalmente alta en carbohidratos, pero después de algunas sesiones intensas cada semana recibían una comida baja en carbohidratos y alta en grasas, para no reponer las reservas de glucógeno y luego tener otra sesión de entrenamiento a la mañana siguiente con reservas agotadas para forzar al cuerpo a utilizar grasa) y a un último, el grupo de control, un plan de comidas normal HCLF.

Evan cuenta que al principio fue muy divertido, los atletas querían hacer todo bien, quizá por la buena relación que tenían investigadores y deportistas. «Éramos como una familia feliz», dice. El estudio, su diseño y el trabajo detrás de él, es algo que valoraron profundamente los deportistas. Las comidas, levantarse a las 4 a. m. para preparar pruebas de tasa metabólica en reposo y calibrar DEXA y no salir hasta las 8 pm para analizar las bolsas de Douglas y centrifugar la sangre son algunas de las largas jornadas que implicaban a los investigadores. El esfuerzo era tan grande que los propios atletas ponían todo de su parte, sabiendo el valor de lo que estaban obteniendo con un grupo enorme y magnífico de personas de todo el mundo con quienes entrenar.

Cuando iban compartiendo el estudio en redes, muchos atletas empezaron a querer participar. Las dos primeras iteraciones, noviembre/diciembre de 2015 y enero/febrero de 2016, fueron un aprendizaje para todos. Evan me contó lo siguiente:

> Llegábamos a Canberra y, como viajábamos desde todo el mundo, teníamos un par de días para asentarnos antes de que comenzaran las pruebas. Comíamos nuestras comidas antes de que comenzara el estudio en el comedor del Instituto Australiano del Deporte (AIS), lo cual era bastante agradable porque podíamos comer todo lo que queríamos. Luego tuvimos un par de días de estandarización de la dieta donde comenzamos a registrar toda nuestra comida, pero aún comiendo lo que queríamos. Después de unos días de eso, hicimos nuestras pruebas iniciales. Esto incluía una prueba de VO_2 máx, una DEXA, tasa metabólica en reposo, análisis de sangre, una caminata larga de 25 km donde hacíamos unos 5 km fuera, luego entrábamos al

laboratorio y hacíamos 1 km en la cinta de correr haciendo análisis de gases y, finalmente, una prueba contrarreloj de 10 km. Todas las pruebas se realizaban en unos tres días. Después de que terminaran las pruebas, comenzamos nuestras respectivas dietas durante 3,5 semanas. Comíamos todas nuestras comidas juntos que preparaban los chefs que participaban en el estudio. Toda nuestra comida era preparada para nosotros, y teníamos un par de alimentos como pimientos y apio que podíamos comer de forma ilimitada. Normalmente, teníamos un bocadillo antes del entrenamiento si teníamos una sesión más larga esa mañana (pan y miel si estábamos en HCLF y tal vez un huevo duro para los de LCHF). Durante nuestras sesiones de entrenamiento más largas, dos veces por semana de 25-40 km, entrenamos alrededor de un circuito de 12,5 km y los investigadores estaban instalados en cuatro puntos de abastecimiento alrededor del lago con neveras y todas nuestras botellas de agua. Recuerda que es verano en Australia, por lo que a menudo hacía más de 30 grados. Los investigadores permanecían allí durante 3,5 horas dándonos nuestras bebidas y todo. Para las caminatas más largas, el grupo de HCLF recibía 60 g/h de carbohidratos en geles o Gatorade, mientras que el grupo de LCHF recibía palitos de queso o galletas de mantequilla de cacahuete. Después del entrenamiento, íbamos al centro de recuperación (bañeras de hidromasaje, bañeras frías, área de estiramiento, etc.) y tomábamos una bebida de recuperación (solo después de las sesiones más intensas, cuatro veces por semana: dos caminatas largas + una sesión de colina + una sesión de velocidad). Luego era hora de desayunar/almorzar dependiendo del día. Los desayunos consistían en avena, panqueques, cereales, tortillas o tostadas para el grupo alto en carbohidratos. El grupo alto en grasas tenía panqueques bajos en carbohidratos con un poco de yogur alto en grasas, o algo que se parecía más a semillas de aves que a cereales. Como esto fue hace 3-5 años, no puedo recordar todas las comidas, pero esos fueron la mayoría de nuestros desayunos. También había un *brunch* que era una tortilla con una salsa holandesa superalta en grasas que era tan repugnante para mí. ¡Hasta el día de hoy no puedo ver la salsa holandesa sin sentirme mal! Luego volvíamos a nuestros apartamentos y descansábamos o dormíamos hasta el almuerzo. El almuerzo era simple: sándwiches, *wraps*, etc. El grupo alto en grasas recibía pan bajo en carbohidratos y mucha mantequilla, queso y carne y no mucho más. A veces, también recibíamos un aguacate entero para comer. Luego teníamos una sesión de entrenamiento por la tarde, generalmente solo una caminata fácil o los lunes hacíamos una sesión de velocidad. 10x1 000 m. En la dieta alta en grasas, esas sesiones eran muy difíciles, especialmente cuando hacía calor. Tuvimos un lunes donde estaba nublado y un poco más fresco mientras estaba en la dieta alta en grasas y cubrí los 10 km de repeticiones en alrededor de 40 minutos. Mientras que las otras dos semanas en la dieta estuve alrededor de 42 minutos... Luego, cuando volví a los carbohidratos, hice el entrenamiento en menos de 38 minutos. ¡Una gran diferencia! Las cenas consistían en carne y papas (o coliflor para el grupo alto en grasas) con verduras, o pizzas (base de coliflor con mucho aguacate para el grupo alto en grasas) u otras comidas que se me están olvidando en este momento. Y luego, algunas veces a la semana, recibimos postres, lo cual siempre era agradable. También había algunos bocadillos durante el día. Después de 3,5 semanas en la dieta, volvíamos a hacer todas las pruebas antes de tener una gran fiesta de pizza con cervezas y helado para celebrar haber terminado. He probado la dieta alta en grasas dos veces. Ambas veces realmente sufrí en el entrenamiento y mentalmente fue muy duro. Todo era difícil y lento y entrenar en el calor siempre lo hacía mucho peor. ¡Pero volver a los carbohidratos después de la dieta fue increíble! Dos semanas después de la dieta alta en grasas en 2015, establecí un récord canadiense en 50 km, que fue mi mejor marca personal por seis minutos en ese momento. Por lo tanto, después de estos resultados en 2015/2016, con tantos atletas compitiendo bien dos semanas después de la dieta alta en grasas, Louise y su equipo querían observar qué sucede cuando dejamos la dieta. Así que en 2017 hicimos lo mismo, pero después de dejar la dieta (antes de tener una gran fiesta de pizza) haríamos otra semana de seguimiento y pruebas mientras volvíamos a los carbohidratos. Así que haríamos dos pruebas más de 25 km y otra DEXA, pero no volveríamos a hacer las pruebas de 10 000 m o VO$_2$ máx. Lo que encontramos fue que, después de una semana de volver a los carbohidratos, no necesariamente estábamos mejor, simplemente pudimos deshacer los efectos negativos de la dieta muy rápidamente. De hecho, al hacer la prueba de 25 km la mañana después de volver a los carbohidratos, casi de inmediato volvimos a la línea base, lo cual fue muy interesante. ¡Me sentí como un superhéroe, de repente tenía energía de nuevo! Fue genial. En 2018, lamentablemente no se me permitió participar en el estudio. Debido a que los Juegos de la Commonwealth se llevaban a cabo en abril, uno de los atletas australianos que no participaba en Supernova se quejó de que estábamos recibiendo «ayuda» de los australianos y, por lo tanto, no me permitieron participar a mí ni a uno de los atletas de Nueva Zelanda. Aun así, fuimos a Australia y entrenamos con el grupo, pero estuve un poco menos involucrado en el estudio. En 2019, después de sentir que la dieta alta en grasas había sido investigada lo suficiente, Louise y su equipo querían comenzar a observar la baja disponibilidad de energía. Así que el estudio fue un poco diferente. Fueron solo unos ocho días en la intervención con las mismas pruebas antes y después. El grupo de baja disponibilidad de energía, uno de control y otro alto en grasas. Esta vez, aunque el grupo alto en grasas estuvo en la dieta solo durante unos ocho días, todavía tuvieron grandes aumentos en su tasa de oxidación de grasas, sin embargo, esto no se tradujo en mejoras en el rendimiento y, de hecho, perjudicó el rendimiento de manera significativa. En mi caso, estaba haciendo LEA, lo cual involucraba una restricción de 1500 kcal/día (1500 kcal menos por día de lo que estaba quemando). Fue realmente difícil. Los últimos días estaba muy débil y cansado, pero aún podía entrenar bien. Perdí una cantidad considerable de peso y mis pruebas fueron un poco peores. Para la carrera de 10 000 m, tuvimos veinticuatro horas de «reabastecimiento» donde volvimos a una cantidad normal de kcal e inmediatamente me sentí genial y de hecho tuve una muy buena carrera. Para mí, lo más genial fue ver a los investigadores trabajar como un equipo. Por ejemplo, el día de las pruebas de 25 km fue increíble. Fuimos unos 8-9 atletas haciendo las pruebas (durante tres días) y comenzaban a las 5 am con el primer atleta haciendo su tasa metabólica en reposo y luego DEXA y luego cada diez minutos entraba el siguiente atleta. Todo estaba planeado al minuto. Te ponían una cánula en el brazo para que pudieran tomar sangre durante el día y luego tenías una hora específica para comenzar el desayuno. Uno de los investigadores tendría tu comida lista y en el minuto exacto comenzabas y comías en diez minutos. Luego teníamos extracciones de sangre cada 30 minutos durante 2,5 horas antes de comenzar nuestra prueba. La prueba comenzaba con 1 km en la cinta de correr y luego salías a hacer 5 km alrededor del AIS donde había dos estaciones de agua con investigadores (y atletas que no estaban haciendo las pruebas ese día) repartiendo agua durante horas bajo el sol abrasador. Volvías al laboratorio, te pesabas, luego te esperaban en la cinta de correr, te ponías la boquilla y subías a la cinta para hacer otro kilómetro. Y esto ocurría con dos cintas de correr y como diez investigadores corriendo por el laboratorio asegurándose de saber quién estaba entrando a continuación. A menudo los atletas llegaban al laboratorio justo cuando otro atleta se iba. Eso continuaba durante varias horas mientras todos terminábamos nuestros 25 km. Mientras tanto, había más investigadores preparando el desayuno y el almuerzo para los atletas que no estaban haciendo las pruebas ese día, investigadores centrifugando y analizando sangre... ¡Fue un gran esfuerzo de equipo! ¡Fue muy divertido ser parte de ello y todos nos unimos mucho! Una vez a la semana, Louise nos llevaba a todos al cine como premio. ¡Siempre era genial que treinta de nosotros llegáramos y viéramos una película diferente! Especialmente dado que algunos de los chicos no hablaban mucho inglés, ¡siempre era divertido ver qué pensaban! Pero como estábamos a dieta, no podíamos comer nada de los que vendían en el cine. Así que el equipo nos preparaba un pequeño paquete de bocadillos. Como estábamos en una dieta alta en grasas, no había mucho para picar, así que recibíamos una pequeña bolsita con unas quince palomitas de maíz. ¡Ja, ja, y tratábamos de espaciar eso durante una película de dos horas! Lo mejor de todo el estudio es que cuando viajamos a competiciones por todo el mundo, realmente somos un gran grupo feliz. Por ejemplo, en el Campeonato Mundial de Equipos de Marcha, donde los equipos tienden a sentarse con sus países para la cena final, nosotros teníamos dos o tres mesas juntas con todos los atletas de Supernova de una docena de países diferentes. Es tan genial y especial ser parte de algo así. Este año publicamos una foto de todos nosotros pasando el rato en la casa de Louise en Melbourne y fue increíble ver a todos esos académicos de todo el mundo diciendo cuánta envidia tenían de que simplemente pudiéramos pasar el rato con Louise. Creo que no nos damos cuenta de lo afortunados que somos. Ella es una persona increíble y nos trata a todos como familia. Para mí, mi experiencia en la dieta alta en grasas fue muy interesante. Estaba muy agradecido de poder probarla bajo tanta supervisión. No tengo suficiente autocontrol para hacerlo por mi cuenta, así que estaba feliz de probarlo cuando todo estaba siendo controlado. Fue lo más difícil que he hecho. Tuve cierta niebla mental durante la primera semana y mi entrenamiento era muy difícil. Pero fue asombroso pasar por sesiones de 40 km sin ningún abastecimiento, fue increíble empujar mi cuerpo hasta el límite, incluso cuando realmente me costaba hacerlo. ¡Me ayudó a entender que el entrenamiento no siempre necesita ser rápido para ser beneficioso y me enseñó a seguir luchando en los momentos difíciles! También fue genial hacerlo con un grupo a tu alrededor apoyándote. Eché mucho de menos el azúcar al final. Puedo entender que algunas personas lleven bien la dieta y la disfruten, y tal vez no perjudique su rendimiento (siempre y cuando estén haciendo eventos de ultradistancia, o menos preocupados por ir rápido y más enfocados en la distancia), pero a mí me gustan demasiado mis donuts y mi leche con cereales como para seguir más de un mes. Fue una experiencia divertida que no cambiaría por nada en el mundo, pero al final del día, cuando se trata de prepararme para mi cuarto lugar en los Juegos Olímpicos o mi medalla de bronce en el Campeonato Mundial, mi dieta era muy alta en carbohidratos. Curiosamente, en la dieta alta en grasas en 2015, mi VO_2 máx aumentó. Pero en su mayoría fue debido al peso que perdí durante el mes y mi tiempo total en la cinta de correr disminuyó, por lo que, aunque mi VO_2 máx aumentó, no mejoró mi rendimiento general, al contrario, hizo que empeorase.

Todo este relato de Evan ilustra de manera real lo que ocurre con los deportistas que disputan competiciones internacionales con el objetivo de ganar y que siguen una dieta baja en carbohidratos y alta en grasas: su rendimiento cae. El estudio Supernova muestra que, aunque los deportistas mejoran su consumo de oxígeno de un 3 a un 7 %, al realizar la prueba de rendimiento en el mundo real, los atletas con dieta alta en carbohidratos y periodizada mejoraron su rendimiento en un 6,6 % y un 5,3 %, respectivamente. En cambio, los deportistas que realizaron la dieta cetogénica fueron de media 23 segundos más lentos y redujeron su rendimiento un 1,6 %. Este deterioro del rendimiento parece deberse a una peor economía de carrera, que se redujo entre un 5-8 %. Dicho de otro modo, necesitaban un mayor consumo de oxígeno para poder ir a la misma velocidad.

REFLEXIÓN SOBRE LAS DIETAS CETOGÉNICAS Y EL RENDIMIENTO DEPORTIVO

Volviendo un poco atrás, antes del estudio Supernova, algunos estudios realizados entre 1995 y 2005 intentaron ver cómo afectaba la adaptación a una dieta alta en grasas (de 5 días a 10 semanas) al uso de sustrato durante el ejercicio y al rendimiento. A esto se le denominó *fat adaptation* o adaptación a la grasa. Efectivamente, dar más grasa y menos carbohidratos genera que el cuerpo sea capaz de usar más grasas durante el ejercicio, pero esto no significa que el rendimiento aumente. De hecho, ocurre todo lo contrario. Estudios posteriores observaron que puede afectar a las adaptaciones al uso de sustrato durante el ejercicio. En otras palabras, se empeoraba la capacidad de producir energía a partir de la glucosa. Esto debe tenerse muy en cuenta, ya que, en el deporte de élite, donde se compite a intensidades muy elevadas, se requiere glucosa como fuente de energía. La velocidad de carrera en los maratonianos, una fuga en el ciclismo de carrera o un *sprint* en los últimos metros antes de llegar a la meta en una carrera de ultrarresistencia requiere flexibilidad metabólica; necesita que tu músculo sepa utilizar el sustrato que necesita en ese momento, la glucosa.

Si bien esto es lo más frecuente, es decir, que el carbohidrato apoye al rendimiento de élite, como dice la propia L. Burke, pueden existir individuos o eventos/escenarios individuales donde una dieta baja en carbohidratos represente una oportunidad o, al menos, una probabilidad reducida de deterioro del rendimiento. Una dieta cetogénica baja en carbohidratos puede dar lugar a un aumento sustancial (en torno al 200 %) en las tasas máximas de oxidación de grasas durante el ejercicio en deportistas entrenados en resistencia (esto es en torno a 1,5 g/min, aproximadamente el 70 % de la capacidad aeróbica máxima). Igualmente, en atletas, una dieta cetogénica realizada durante 3-4 semanas puede preservar la capacidad de ejercicio a intensidad moderada y el rendimiento, si bien existe una importante respuesta individual. Cuando el ejercicio es de mayor intensidad, el rendimiento se ve comprometido debido a un mayor costo de oxígeno de la producción de energía a partir de grasa. La oxidación de carbohidratos genera aproximadamente un 5 % más de ATP a partir de una cantidad dada de oxígeno en comparación con la oxidación de la grasa, lo que mejora la economía del ejercicio, aspecto fundamental en los deportes de resistencia. Algo que se discute mucho es el tiempo que sería el óptimo para la adaptación a la dieta cetogénica. Probablemente en 5-10 días ya se observarán modificaciones sustanciales. Muchos apuntan a que es necesario entre 3-4 meses para que se produzcan cambios que redunden en el rendimiento; sin embargo, falta investigación y actualmente tal afirmación no está fundamentada.

Un último consejo antes de continuar. Si decides realizar una dieta cetogénica para mejorar tu deporte de resistencia, debes plantearte realmente qué buscas: si solo quieres completar la prueba o intentar alcanzar el podio. ¡Ah! Y habla con un buen nutricionista deportivo que ajuste tu alimentación.

LA DISCUSIÓN CONTINUA SOBRE LA DIETA CETOGÉNICA EN EL DEPORTE

A pesar de lo expuesto, la guerra de las dietas sigue abierta. Recientemente, dos artículos científicos liderados por el fisiólogo Timothy David Noakes y la nutricionista deportiva, la doctora Luis Burke sacaron de nuevo al cuadrilátero ambas posiciones. Veamos qué dicen.

Timothy David Noakes vs. L. Burke

El doctor Noakes es un destacado científico sudafricano. Todos aquellos apasionados por la fisiología del ejercicio conocemos muchas de sus contribuciones a la disciplina. Sin embargo, también tenemos conocimiento de algunos de sus devaneos, donde ha pasado de defender el aporte de carbohidratos en los atletas a ser uno de los científicos que más fuertemente apuesta por la dieta cetogénica en deportistas. Su posición, junto con la de otros investigadores, apunta a que no existe evidencia convincente de que la dieta cetogénica afecte negativamente el rendimiento físico en seres humanos y, *de facto*, apuesta firmemente por este modelo de dieta para la salud y el rendimiento. Culpa a los carbohidratos de muchos de los «males» que ocurren en nuestro tiempo.

Me gusta la frase de la doctora Luise Burke: «El rendimiento deportivo se explica por la interacción compleja de factores. En lugar de afirmar una única verdad sobre un enfoque dietético superior, los científicos deportivos deberían identificar los matices y el contexto dentro de las características del atleta y el evento para determinar el enfoque o enfoques nutricionales más adecuados». Creo que es una visión más cercana a la ciencia y la realidad.

Recientemente, además de la interesante discusión publicada entre L. Burke y Noakes en la revista *Medicine Science Sports Exercise*, la Sociedad Internacional de Nutrición Deportiva ha publicado un documento de consenso sobre las dietas cetogénicas en el contexto del deporte. Este refleja algunas ideas que son interesantes para que te lleves a casa antes de finalizar este capítulo. En primer lugar, actualmente los estudios realizados en deportistas de élite, controlados, con una duración de una a cuatro semanas y realizados en un entorno real, han demostrado que la dieta cetogénica deteriora el rendimiento debido fundamentalmente a una reducción de la economía del movimiento y un mayor requerimiento de oxígeno para el ejercicio. En segundo lugar, en cuanto a deportistas recreativos, los resultados de los estudios son más equívocos. Probablemente, y como se indica en el posicionamiento, los deportistas recreativos tengan un margen de maniobra en sus elecciones dietéticas mayor que los deportistas de élite. Otra razón es la duración de los estudios realizados con estas poblaciones de no atletas, que han tenido menor duración y control, lo que puede hacer que perdamos algunos posibles resultados. Por tanto, no se puede concluir nada firme en deportistas recreativos sobre la dieta cetogénica. Una tercera y última idea tiene que ver con el tipo de deporte. En deportistas donde las intensidades sean inferiores al 70 % VO_2 máx, como ultramaratones o triatlones de ultradistancia, podrían beneficiarse de la cetoadaptación.

En cuanto a los deportes de fuerza, parece que no existe efecto negativo según la mayor parte de los estudios realizados. Por tanto, en este tipo de deportes su uso no parece perjudicar el rendimiento ni de forma aguda ni en la mejora de la fuerza con el entrenamiento. Pueden existir diferencias de género, pudiendo afectar más a las mujeres.

En relación con la composición corporal, las dietas cetogénicas parecen ser mejores que las que tienen un mayor contenido en carbohidratos para reducir el peso corporal y la masa grasa, pero no son óptimas para aumentar la masa libre de grasa. Esto puede deberse a varios factores que deben tenerse en cuenta para futuros estudios, como la cantidad de calorías de la dieta, el contenido en proteínas e, incluso, el equilibrio hídrico.

Para cerrar el capítulo, te dejo los siete puntos que este posicionamiento recoge como conclusiones:

1. Una dieta cetogénica induce un estado de cetosis nutricional, que generalmente se define como niveles de cetonas séricas superiores a 0,5 mM. Si bien muchos factores pueden afectar a la cantidad de ingesta diaria de carbohidratos que dará lugar a estos niveles, una pauta general es dieta de menos de 50 g de carbohidratos por día.

2. La cetosis nutricional lograda a través de la restricción de carbohidratos y una alta ingesta de grasas en la dieta no es intrínsecamente dañina y no debe confundirse con la cetoacidosis, una afección potencialmente mortal que se observa con mayor frecuencia en poblaciones clínicas y en la desregulación metabólica.

3. Una dieta cetogénica tiene efectos en gran medida neutrales o perjudiciales sobre el rendimiento atlético en comparación con una dieta más alta en carbohidratos y más baja en grasas, a pesar de lograr niveles significativamente elevados de oxidación de grasas durante el ejercicio (~1,5 g/min).

4. Los efectos de resistencia de una dieta cetogénica pueden verse influenciados tanto por el estado de entrenamiento como por la duración de la intervención dietética, pero se necesitan más investigaciones para dilucidar estas posibilidades. Todos los estudios, con una duración de seis semanas o menos, que involucraron a atletas de élite, mostraron una disminución del rendimiento con una dieta cetogénica. De los dos estudios que duraron más de seis semanas, solo uno informó de un beneficio estadísticamente significativo de una dieta cetogénica.

5. Una dieta cetogénica tiende a tener efectos similares en la fuerza máxima o en el aumento de fuerza a partir de un programa de entrenamiento de resistencia en comparación con una dieta más rica en carbohidratos. Sin embargo, una minoría de estudios muestra efectos superiores de comparadores no cetogénicos.

6. En comparación con una dieta con más contenido de carbohidratos y menor contenido de grasas, una dieta cetogénica puede provocar mayores pérdidas de peso corporal, masa grasa y masa magra, pero también puede aumentar las pérdidas de tejido magro. Sin embargo, es probable que esto se deba a diferencias en la ingesta de calorías y proteínas, así como a cambios en el equilibrio de los líquidos.

7. No hay pruebas suficientes para determinar si una dieta cetogénica afecta a hombres y mujeres de manera diferente. Sin embargo, hay una base sólida y mecanicista que sostiene que existen diferencias de género en respuesta a este tipo de dieta.

12

PAULA FINDLAY, LOS JUEGOS OLÍMPICOS DE LONDRES Y LA ANEMIA

Paula Findlay, triatleta canadiense, tenía veintitrés años cuando se enfrentó a uno de los mayores desafíos de su carrera: los Juegos Olímpicos de Londres. Sin embargo, lo que prometía ser su gran momento terminó en un desalentador puesto número 52. Exhausta y con las piernas sin responder, Paula cruzó la meta 12 minutos y 21 segundos después de la ganadora de la medalla de oro, y un minuto después de la penúltima competidora. Al regresar a su país, los médicos le diagnosticaron anemia. Sus niveles de hierro eran tan bajos que se sorprendían de que pudiera siquiera levantarse de la cama.

Este es solo un caso documentado en la prensa que ilustra un problema común entre los atletas: la deficiencia de hierro. Se estima que entre el 15-35 % de las atletas femeninas y el 3-11 % de los hombres lo sufren. Estudios recientes han demostrado que hasta un 76 % de algunas cohortes de atletas tienen niveles bajos de ferritina. Ahora, profundicemos en lo que puede llevar a un deportista a padecer anemia.

ANTES DE EMPEZAR, ¿POR QUÉ ES IMPORTANTE EL HIERRO EN EL ORGANISMO?

Cuando los niveles de hierro no son adecuados, síntomas como letargia, fatiga y cambios en el estado de ánimo son usuales. En casos severos, la capacidad de rendimiento se ve comprometida. Pero para entender cómo afecta el hierro al rendimiento deportivo, es esencial conocer algunas de sus funciones.

El hierro es crucial para la producción de glóbulos rojos y hemoglobina, ambos son el vehículo y el asiento del oxígeno en tu organismo. Sin suficiente hierro, la eritropoyesis (producción de glóbulos rojos) y la hemoglobina disminuyen, lo que afecta el suministro de oxígeno a los tejidos. El hierro también es parte de la mioglobina, una proteína que actúa en los músculos como un pequeño almacén de oxígeno para cuando este se hace más necesario. Además, el hierro es esencial para las mitocondrias, las cuales son responsables de la producción de energía. Las proteínas mitocondriales que participan en este proceso necesitan hierro. Sin él, pierden funcionalidad, comprometiendo la producción de energía. El sistema inmunitario también requiere hierro para su correcto funcionamiento.

Ahora podemos entender mejor lo que le sucedió a Paula. Sin embargo, estas son solo algunas de las funciones conocidas del hierro. También es importante en la producción de hormonas, como las tiroideas, neurotransmisores, como la serotonina, y en la síntesis de colágeno.

FALTA DE HIERRO: UNA DEFICIENCIA FRECUENTE EN DEPORTISTAS

Como antes pudiste leer, la deficiencia de hierro no es algo poco común en los deportistas. El ejercicio intenso, como el de una triatleta, aumenta la producción de glóbulos rojos, lo que a su vez generará una mayor demanda de hierro. Además, en deportes de resistencia, la isquemia gastrointestinal puede dañar el epitelio intestinal, causando pérdidas de hierro a través de la descamación de las células intestinales y posibles sangrados. Muchos deportistas hacen un uso excesivo de antiinflamatorios no esteroideos (AINE) y aspirina, lo que también puede contribuir al sangrado intestinal y con ello a la anemia. También conocemos que existen pequeñas pérdidas de hierro a través del sudor (aproximadamente 0,3-0,4 mg por litro de sudor en la primera hora de ejercicio), la orina y las heces. En el caso de la hematuria (pérdida de sangre en la orina), esta puede ocurrir debido a la irritación de la vejiga.

Para las mujeres, las pérdidas menstruales pueden ser un motivo importante para la deficiencia de hierro. Se estima que durante la menstruación se pierde aproximadamente 1 mg de hierro al día, pero en casos de sangrado abundante, las pérdidas pueden ser de 5-6 veces más. Un estudio en mujeres deportistas mostró que el 54 % sufría de sangrado abundante, lo que se relaciona con anemia y disminución del rendimiento.

Muchos deportistas, como veremos, tienen que entrenar o competir en altitud. Aquí entra en juego la disponibilidad de oxígeno, lo que aumenta la producción de glóbulos rojos y también incrementa la demanda de hierro.

Por último, un factor bien conocido es la hemólisis o destrucción de glóbulos rojos durante el ejercicio. En deportes como la carrera, el impacto repetitivo del pie sobre el suelo puede romper los glóbulos rojos en los vasos sanguíneos de los pies. La contracción muscular intensa y la redistribución de la sangre durante el ejercicio también pueden causar hemólisis. Aunque la hemólisis se ha visto tradicionalmente como un factor que contribuye a la anemia en el deportista, estudios recientes muestran que no es el más importante. En los últimos años, la razón más frecuente de anemia en los deportistas es una hormona: la hepcidina.

La hepcidina: la protagonista del metabolismo del hierro

Desde su descubrimiento en 2003, el metabolismo del hierro ha centrado la atención en los efectos de la hepcidina, una hormona producida principalmente en el hígado y que se encarga de controlar la disponibilidad de hierro en el organismo. Sin entrar en muchos líos fisiológicos, la hepcidina se encarga de regular la absorción de hierro eliminando los canales por los cuales se difunde desde el intestino a la sangre o de las células que lo almacenan hasta la sangre. Estos canales, que actúan como puertas, se conocen como canales de ferroportina. Es importante mantener el hierro finamente regulado, si falta, ya has visto todo lo que puede producirse, pero si existe un exceso, también puede perjudicar gravemente nuestra salud.

Lo interesante es que hoy sabemos que con ejercicio de resistencia los niveles de hepcidina pueden permanecer elevados durante 3-6 horas. Esto significa que la absorción de hierro durante este periodo se va a ver dificultada. La culpable es una molécula que produce el músculo durante el ejercicio, la interleucina 6, que cuando se eleva tiene muchas funciones, entre ellas, indicarle al hígado que produzca hepcidina. Por ejemplo, un estudio demostró que después de una carrera de 21 km, los niveles de IL-6 aumentaron un 44 % y los niveles de hepcidina un 51 %. Cuando los atletas consumieron hierro dos horas después del ejercicio, la absorción disminuyó un 36 %. Esto es clínicamente relevante para atletas que entrenan diariamente, ya que los niveles de hepcidina pueden permanecer elevados, comprometiendo la absorción de hierro. Los estudios demuestran que, tras una sesión de entrenamiento, los niveles de hepcidina vuelven a los niveles iniciales en las 12-24 horas posteriores al ejercicio. Claro, esto es difícil en un deportista, ya que no solo entrena casi todos los días, sino que existen días que incluso lo hace dos veces.

Las hormonas sexuales también pueden afectar a la producción de hepcidina. La testosterona y el estrógeno pueden disminuir sus niveles, lo que es importante si tenemos en cuenta que los atletas de resistencia, a menudo, tienen niveles bajos los niveles de estas hormonas.

EL CAMINO HACIA LA ANEMIA

Para evitar la anemia es crucial que el médico recomiende y supervise nuestros análisis de sangre periódicamente. En la analítica, los niveles de ferritina, hemoglobina y saturación de transferrina son, entre otros, indicadores clave para ver cómo se encuentra nuestro hierro. Por ejemplo, niveles de ferritina por debajo de 50 ug/l indican niveles subóptimos de hierro.

Si la ferritina cae por debajo de 35 ug/l, se entra en lo que se conoce como el estadio 1 de depleción de hierro. En este estadio, la hemoglobina, la molécula que transporta el oxígeno en el interior de los glóbulos rojos, aún no está afectada. En esta fase es fundamental que el nutricionista ponga énfasis en la alimentación con el fin de evitar que la depleción de hierro se convierta en una anemia ferropénica. Actualmente, las recomendaciones diarias de hierro varían entre 8 mg para hombres y 18 mg para mujeres, aunque parece que los atletas, por muchas de las razones que vimos al principio de este capítulo, pueden necesitar más.

En el estadio 2, ya con unos niveles de ferritina por debajo de 20 ug/l, se entra en la deficiencia de hierro, todavía sin anemia. Aquí, la hemoglobina sigue siendo normal, pero otros parámetros como la saturación de transferrina cae. Normalmente, en esta etapa se necesita suplementación de hierro para evitar la anemia. El tipo de hierro y la dosificación deben ser prescritas e individualizadas por un médico.

Por último, si no hemos puesto medidas en los dos estadios anteriores, llegamos al estadio 3. Aquí la ferritina se encuentra por debajo de 12 ug/l y la hemoglobina baja. Ahora sí tenemos una deficiencia de hierro con anemia. La suplementación intravenosa puede ser necesaria, con controles a los seis meses para ajustar la dosificación por parte de un médico.

ANTES DE TENER UN PROBLEMA, ADELÁNTENLE A ÉL

Dice un proverbio que más vale un gramo de prevención que un kilo de curación. Es por ello por lo que insisto a mis deportistas en hacerse al menos una analítica al año y controlar cómo se encuentran diferentes valores, como el hierro. Esto me permite actuar antes de que se pueda instaurar una anemia ferropénica. La intervención debe basarse en tres enfoques:

1. Aumentar la ingesta de alimentos ricos en hierro, como carnes rojas, verduras de hoja verde, lentejas, judías, nueces, semillas y cereales fortificados. Es importante tener en cuenta que muchos alimentos de origen vegetal tienen, lo que bajo mi punto de vista es un mal nombre, antinutrientes. Estas sustancias son los fitatos (presentes en los cereales integrales, las legumbres, las nueces y las semillas), los polifenoles o compuestos fenólicos (que están en el té, el café y el cacao), y el calcio (presente en productos lácteos como el yogur, la leche o el queso), que actúan disminuyendo la absorción de hierro. Sin embargo, las propiedades que tienen para la salud los hacen necesarios. Técnicas culinarias como el cocinado, el remojo o el fermentado de estos alimentos disminuye el contenido en fitatos. Incluso, sabemos que la vitamina C ayuda a mejorar la absorción del hierro no hemo (generalmente presente en alimentos de origen vegetal y menos absorbible). Los carotenoides presentes, por ejemplo, en la zanahoria, también ayudan a la absorción del hierro. Es importante separar la ingesta de café, té o alimentos ricos en calcio de la toma de alimentos con hierro. El calcio podría reducir su absorción. Por último, diferentes estudios están viendo cómo la suplementación con piperina (compuesto que se encuentra en la pimienta negra) o de algunos probióticos a base de *Lactobacillus plantarum 299v* puede favorecer la absorción de hierro.

2. Uso de suplementos de hierro oral, preferentemente ferroso, bajo supervisión médica para evitar problemas gastrointestinales u otros relacionados con la ingesta de hierro oral. Aquí me parece interesante volver a la hepcidina. Recuerda que, tras el ejercicio, a las 3-6 horas posteriores es cuando más elevada está. Los estudios han mostrado que esta hormona tiene un ritmo circadiano, siendo mayor su producción por la tarde que por la mañana. Si tenemos en cuenta ambos datos y el análisis de algunos estudios, se plantea la hipótesis de que un buen momento para dar el hierro sería justo después del ejercicio realizado por la mañana.

3. Suplementación intravenosa en casos severos o cuando la suplementación oral no es efectiva.

Inhibidores de la absorción de hierro no hemo	Promotores de la absorción de hierro no hemo
Fitatos Cereales integrales, legumbres, nueces y semillas.	**Vitamina C (ácido ascórbico)** Objetivo 50+ mg. Frutas cítricas (por ejemplo, naranjas y kiwis), brócoli, tomate y pimiento.
Polifenoles/compuestos fenólicos Té (herbario y no herbario), café, vino tinto y chocolate (cacao).	**Carotenoides** Calabaza, zanahorias, toronjas y albaricoques.
Calcio Productos lácteos (por ejemplo, yogur, leche y queso) y suplementos multivitamínicos.	**Comidas fermentadas** Se reduce la presencia de fitatos; por ejemplo, chucrut, kimchi y miso.
Otros minerales Zinc y manganeso (compiten por la absorción intestinal).	**Comida cocinada** Reduce los fitatos presentes en los alimentos.

ALGUNAS IDEAS FINALES

1. Debes actuar cuando tengas niveles subóptimos de hierro reforzando la dieta. Como dirían las madres, «es mejor prevenir que curar».
2. La hepcidina regula la absorción de hierro. Ten en cuenta sus momentos de mayor producción para evitar ingerir los alimentos o suplementos con hierro.
3. Monitorea regularmente los niveles de hierro, especialmente si eres mujer con un historial de bajos niveles y anemia.

4. Maximiza las reservas de hierro en períodos de baja actividad para soportar períodos de mayor demanda.

5. No te automediques, busca siempre a un profesional sanitario que gestione desde el ámbito médico o nutricional tu salud y rendimiento.

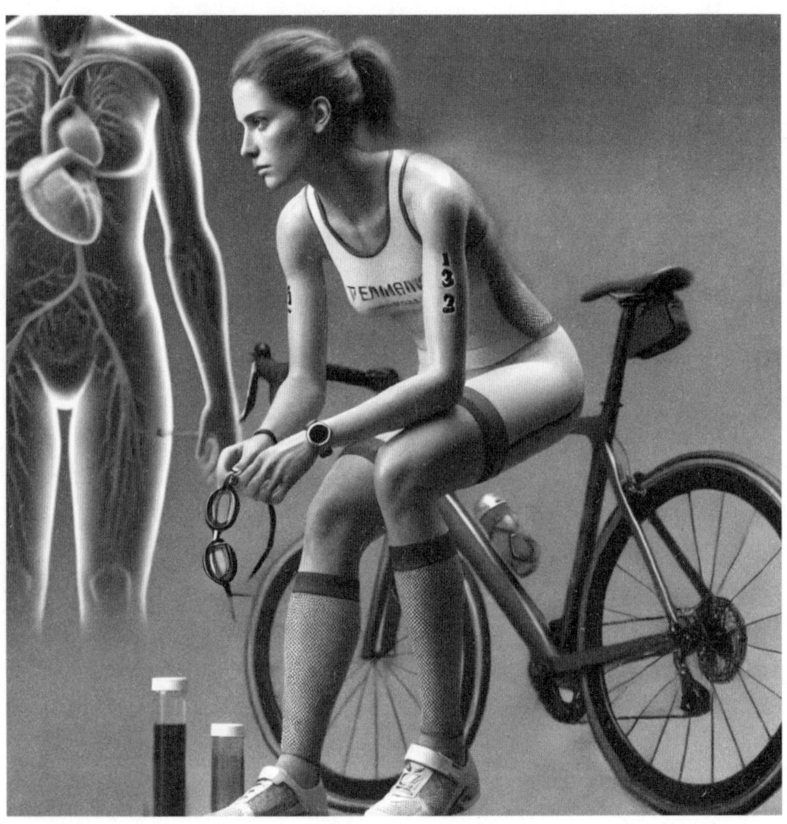

La anemia por deficiencia de hierro es un problema común en muchos deportistas, sobre todo mujeres. Esto puede afectar a su salud y rendimiento. La valoración del estado del hierro en el organismo por parte de un profesional y el abordaje desde la nutrición o la suplementación médica es en muchos casos necesario para asegurar el rendimiento del deportista y, lo más importante, el mantenimiento de su salud.

13

DE HERÓDOTO A CRISTIANO RONALDO: LOS BAÑOS DE SOL

A lo largo de la historia, numerosas civilizaciones han reconocido los beneficios del sol para la salud humana. En la antigua Grecia, Heródoto recomendaba «solaria» como una cura para los músculos débiles, motivo por el cual cuentan que los antiguos atletas olímpicos griegos entrenaban bajo los rayos del sol. Estas observaciones se realizaron mucho antes de que se comprendiera que la luz solar es esencial para la síntesis de vitamina D.

Un ejemplo notable se dio en 1928, cuando los atletas olímpicos ingleses utilizaban lámparas solares artificiales con la esperanza de replicar los beneficios del sol en interiores. Este tratamiento fue desarrollado por el teniente coronel G. S. Hutchinson, quien observó cómo los mineros británicos llevados a Suiza mejoraban su salud y fuerza bajo el sol y creó estas lámparas para aquellos que no podían viajar a los Alpes para tomar el sol. En ese entonces, los médicos pensaban que los beneficios, como la cura del raquitismo, la eliminación de gérmenes o el aumento de masa muscular para los Juegos Olímpicos, superaban los riesgos. Años más tarde, rusos y alemanes fueron los primeros en reportar los efectos beneficiosos de la irradiación ultravioleta para mejorar el rendimiento deportivo y aliviar el dolor asociado con algunos deportes. En 1938, científicos rusos informaron que la irradiación ultravioleta mejoraba la velocidad en pruebas de 100 metros, mostrando mejoras significativas en tiempos, capacidad cardiovascular y fuerza con tratamientos de radiación ultravioleta previos a las pruebas. Los alemanes incluso consideraron la radiación ultravioleta (UVB) como una ayuda ergogénica.

LA VITAMINA DEL SOL

Aunque aún se clasifica como vitamina, el término vitamina D es en realidad inapropiado. Dada su síntesis endógena en la piel y la necesidad de metabolización a su forma activa, la vitamina D es una hormona esteroidea. *De facto*, la vitamina D es sintetizada, como todas las hormonas esteroideas, a partir de la molécula de colesterol. Cuando la luz ultravioleta incide en nuestra piel comienza el primer paso de la síntesis de vitamina D. Pero antes de explicarte ligeramente cómo se sintetiza, también quiero indicar que podemos obtenerla de alimentos como pescados grasos, yema de huevo, productos lácteos y alimentos enriquecidos.

La síntesis y la degradación de la vitamina D comprenden tres cambios químicos: una 25-hidroxilación en el hígado, una alfa-hidroxilación en el riñón y, por último, una 24-hidroxilación. La principal forma circulante de la vitamina D, la 25-OH-D, se produce tras la hidroxilación en el hígado de la vitamina D_3 o D_2. Esta se une a la proteína de unión a la vitamina D (VDB) en la sangre hasta llegar al riñón, donde la enzima 1α-hidroxilasa convierte la 25-OH-D en su forma activa, 1α-25(OH)2D; esta es la que tiene acciones biológicas. La síntesis de la forma activa de la vitamina D está regulada por la hormona paratiroidea (PTH), la retroalimentación negativa de la propia 1α-25(OH)2D y el factor de crecimiento de fibroblastos 23 (FGF23). Los metabolitos de la vitamina D se eliminan mediante su catabolismo por la 24α-hidroxilasa, produciendo 24,25(OH)2D, una forma inactiva excretada principalmente a través de la bilis.

Evaluación de la vitamina D

Al igual que ocurría con el hierro, es importante la evaluación de los niveles de vitamina D. Lo que en una analítica de sangre se mide es la concentración de 25(OH)D. Este es el método estándar para determinar los niveles. Sin embargo, como ocurre con otras hormonas, suele viajar en gran parte unida a una proteína (la proteína de unión a vitamina D) mientras que una pequeña fracción lo hace libre. Se considera que solo la forma libre puede convertirse en la activa en el riñón, lo que genera controversia sobre si medir la forma libre, la unida a la proteína de transporte en la sangre o ambas. Esta es una de las problemáticas actuales sobre las mediciones. Además, recientemente se ha observado que la vitamina D puede almacenarse tanto en la grasa como en el músculo, constituyendo una tercera fuente de 25(OH)D en la circulación.

Recomendaciones y deficiencias

Actualmente, algunas sociedades médicas consideran la necesidad de tener niveles ≥ 75 nmol/l (30 ng/ml) para conseguir todos los efectos más allá del hueso que tiene la vitamina D. Cuando los valores son ≤ 50 nmol/l (≤20 ng/ml) consideran que son deficientes. Por otro lado, niveles superiores a 100 ng/ml pueden ser tóxicos. Las ingestas diarias recomendadas para personas entre dieciocho y setenta años son de 1 500-2 000 UI, variando según edad, ubicación geográfica, pigmentación de la piel, actividad física y época del año.

Son muchos los estudios que han evidenciado deficiencias de vitamina D en deportistas. Un metaanálisis publicado en el *European Journal of Nutrition* encontró que el 30 % de los adultos y el 39 % de los adolescentes deportistas tenían niveles no adecuados de vitamina D. Los autores concluyeron que la insuficiencia de vitamina D en atletas de élite es alta, requiriendo más atención en su prevención y tratamiento. Otros estudios han mostrado una prevalencia de deficiencia más elevada (56 %) en comparación con la población general de la

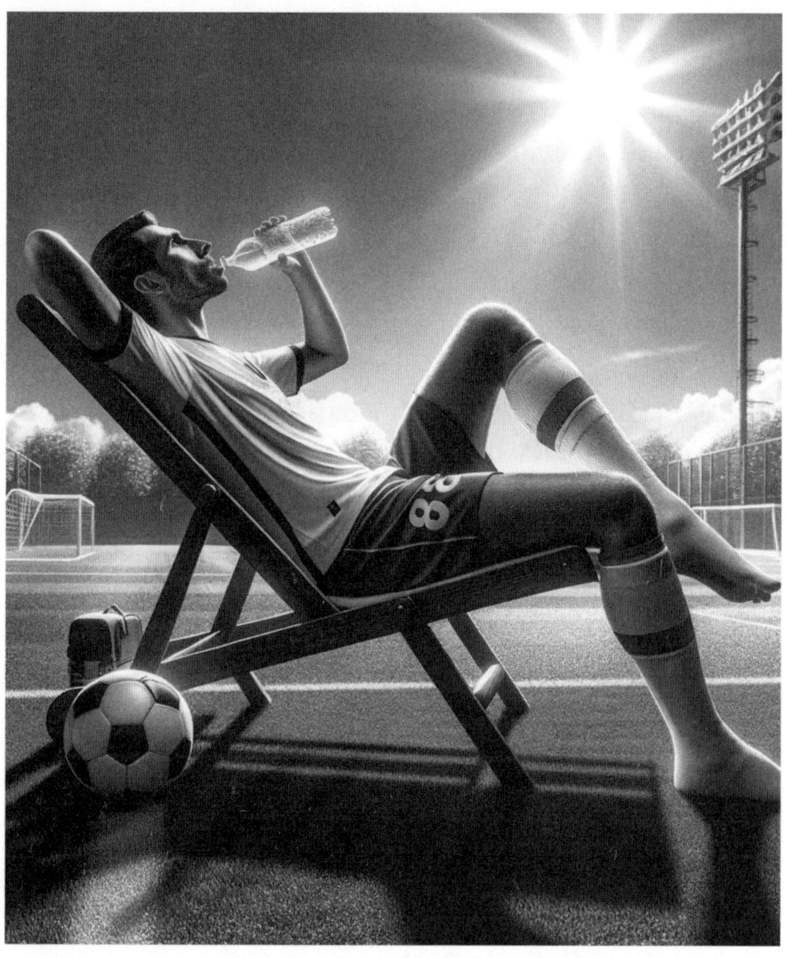

El sol es la principal fuente de vitamina D. Más allá de las funciones sobre el hueso, hoy sabemos que mantener niveles adecuados de esta hormona es necesario para una correcta función muscular, cardiovascular e inmunológica, entre otras.

misma edad (24-40 %). La insuficiencia de vitamina D puede tener efectos significativos para los deportistas. Niveles inferiores a 75 nmol/l se asocian con mayor riesgo de fracturas por estrés y niveles inferiores a los 50 nmol/l afectan negativamente la fuerza, la potencia, la resistencia muscular y la respuesta inflamatoria e inmunitaria del atleta, además de aumentar el riesgo de lesiones musculoesqueléticas.

Los científicos dedicados al estudio de la vitamina D y el deporte postulan cuatro posibles causas de niveles bajos de esta vitamina:

1. Exposición insuficiente a la luz solar y dieta.
2. Desregulación patológica en la conversión hepática y renal.
3. Un mayor uso que agote las reservas, como puede ocurrir por el entrenamiento.
4. Dificultades en la movilización de las reservas.

ESTACIONALIDAD Y MOVILIZACIÓN

Los niveles de vitamina D varían estacionalmente, debido a la posición del sol a lo largo de las diferentes estaciones. La latitud también influye; vivir más cerca del ecuador proporciona más radiación ultravioleta B y mayor síntesis de vitamina D. Cuando vivimos en latitudes alejadas del ecuador, es más común la insuficiencia de vitamina D durante, al menos, 3-6 meses al año. A todo esto hay que sumarle que cada vez hacemos más vida de interior, lo que contribuye a una menor exposición solar y producción de vitamina D. No te lo dije antes, pero el 90 % de la vitamina D que tenemos proviene de la síntesis que inicia el sol.

Actualmente, se está explorando la posibilidad de que el aumento de la utilización y movilización de vitamina D pueda ser uno de los determinantes de la deficiencia en atletas. La grasa y el músculo esquelético son importantes reservorios de metabolitos de vitamina D, siendo el tejido adiposo el más relevante. La suplementación prolongada puede acumularse en la grasa, liberándose lentamente durante el proceso de movilización de la grasa (lipólisis) inducido por el ejercicio. Curiosamente, en personas con obesidad, la grasa puede «secuestrar» la vitamina D, contribuyendo a su deficiencia. En definitiva, el ejercicio intenso puede liberar rápidamente la vitamina D del músculo, aumentando el uso y esta puede ser una de las causas que lleven a los deportistas a la deficiencia.

La vitamina D es un requisito biológico, no una ayuda ergogénica

La Agencia Europea de Seguridad Alimentaria (EFSA) recomienda un límite superior de suplementación de 4 000 UI. Diferentes estudios han mostrado que 2 000 UI pueden elevar los niveles por encima de 75 nmol/l de manera segura y rápida. La suplementación, prescrita por un médico, puede corregir la insuficiencia y reducir el riesgo de fracturas por estrés y lesiones musculoesqueléticas, comunes en disciplinas como baloncesto, béisbol, atletismo, fútbol y ballet. Además, puede prevenir infecciones respiratorias superiores y regular la respuesta inmunitaria, como explicaré en el capítulo dedicado a esto.

Estamos, actualmente, ante un escenario donde la automedicación en el caso de la vitamina D y otras sustancias es común. Es importante no suplementar si el médico no detecta una deficiencia. Además, existe una creencia errónea de que más es mejor. El consumo prolongado y excesivo puede inducir hiperfosfatemia e hipercalciuria, alterando la función de diversos órganos. En un estudio del grupo del profesor Grame Close se demostró que dosis altas de vitamina D incrementaron significativamente compuestos derivados de la degradación de la vitamina D y redujeron los niveles de la hormona paratiroidea (PTH). Esta hormona es necesaria para sintetizar la vitamina D, y su disminución, como muestra el estudio, puede aumentar el riesgo de fracturas óseas.

Más recientemente, existe una auténtica fiebre por medir cómo son nuestros niveles de vitamina D y tomar, sean cuales sean nuestros niveles, suplementos. Algunos deportistas, como Cristina Ronaldo, dicen tomar el sol como parte de su rutina de cuidado diario. En el extremo de la locura tenemos aquellos que dicen que exponer su ano o testículos al sol les es beneficioso para la salud. Como decía Albert Einstein: «Dos cosas son infinitas: el universo y la estupidez humana, y no estoy seguro sobre el universo». Como señala el doctor Daniel Owens, «los profesionales y científicos deben ser conscientes de que los atletas deben recibir suplementos únicamente si tienen concentraciones insuficientes o deficientes de vitamina D. No hay un efecto ergogénico al proporcionar dosis que eleven las concentraciones de 25[OH]D muy por encima del límite de suficiencia (> 75 nmol/l)». Con esta frase quiero concluir este capítulo advirtiendo que, aunque es muy importante el mantener niveles adecuados de esta hormona, dar vitamina D como suplemento sin existir deficiencia no debe ser contemplado.

14

LARE LETHONES Y EL OPONENTE MÁS TEMIDO DE LOS JJ. OO. DE INVIERNO

Cuando comencé el esbozo de este capítulo, el mundo vivía una pandemia sin precedentes debida a la infección de un nuevo coronavirus llamado SARS-CoV-2 causante de la enfermedad conocida como COVID-19. Recuerdo el mes de marzo de 2020, cuando justo después de volver de impartir una formación en Madrid, España quedó confinada. Sin duda, este virus nos ha enseñado que la naturaleza es mucho más que el ser humano y que solo somos una pequeña pieza más de la efímera y a la vez maravillosa vida. El interés desde entonces ha ido creciendo en todo aquello que nos hace entender cómo nuestro organismo lucha contra virus, bacterias y otros microorganismos que pueden llegar a infectarnos y dar lugar a una enfermedad. El sistema inmunitario representa ese ejército interno que nos ayuda a protegernos contra estos ataques externos y, también, de algunos internos, como es el caso de las células tumorales. Sin embargo, más allá del SARS-CoV-2, muchos otros virus son famosos cada año por causar enfermedades, algunas tan comunes y conocidas como la gripe o los resfriados, que afectan fundamentalmente a las vías respiratorias altas.

Los deportistas, sobre todo en los periodos del año donde el ambiente es frío, temen espantosamente a este tipo de infecciones. El diario *New York Times* recogía la historia del esquiador olímpico de Finlandia, Lare Lethones. Este esquiador de fondo tenía un miedo atroz a contraer una infección respiratoria, ya que le podía suponer no acudir a una competición. Tanto era su miedo que incluso cuentan que, antes de una competición importante, impedía a sus hijos ir al colegio o celebrar cumpleaños, lugares donde podían contagiarse con un virus y llevarlo a casa. Era un padre protector de su propio sistema inmune. Fuera o no exagerado en su propósito, lo que sí sabemos es que las infecciones que afectan a las vías respiratorias altas son algo frecuente entre deportistas.

En 2018, la revista médica *British Journal of Sport Medicine* publicó un artículo donde se analizaba el resfriado común en el equipo finlandés durante el desarrollo de los Juegos Olímpicos de Invierno celebrados ese mismo año. De los 44 atletas, 20 experimentaron síntomas de resfriado común y de los 68 del equipo técnico que los acompañaban, 22 también lo padecieron. Los culpables fueron identificados: siete virus diferentes que infectaron a gran parte de los deportistas y los técnicos.

Los Juegos Olímpicos de verano tampoco se salvan. Por ejemplo, durante los Juegos de Brasil, en 2016, los datos indican que una de las principales causas de enfermedad de los deportistas eran las relacionadas con las vías respiratorias altas. De hecho, los estudios muestran cómo durante eventos importantes, entre el 6 % y el 17 % de los atletas presentarán una enfermedad aguda, siendo el sistema respiratorio el más afectado y la etiología de origen infeccioso. Estudios recientes sugieren que el 80 % de los deportistas de atletismo experimentarán una enfermedad aguda durante la temporada, lo que los llevará a una pérdida de cinco días de entrenamiento por año.

Aunque algunas infecciones tienen variaciones estacionales, los deportistas, de forma independiente a la estacionalidad, están expuestos a viajes, cambios de zonas horarias, estrés y otros factores de riesgo, que como veremos puede hacerlos más proclives a padecer un resfriado común o una infección.

Sin embargo, gracias a nuestro sistema inmunitario, la mayoría de las veces, por suerte, terminamos venciendo al patógeno. Son varias las formas en que nuestro ejército interno nos protege. Primero, crea un muro, una barrera, que evita que los patógenos entren en el cuerpo; en segundo lugar, si el enemigo entra, lo identifica y lo intenta eliminar. Por último, cada vez que entra un nuevo patógeno, coge su identidad y la guarda. Así lo tiene «registrado», para si entra en otra ocasión, eliminarlo más rápidamente. Esto es lo que se conoce como memoria inmunológica.

Pero ¿qué le ocurre a tu sistema inmunitario durante el ejercicio? Muchos años atrás, los inmunólogos creyeron que aquellos que hacían ejercicio muy intenso o bien eran sedentarios tenían un sistema inmune menos eficaz. Incluso, postulan que tras el ejercicio existía un tiempo donde, de nuevo, nuestra inmunidad era menor. A esto se le llamó «teoría de la ventana abierta de la inmunidad». Es decir, tras el ejercicio intenso el sistema inmune era menos capaz de enfrentarse a un patógeno y, por lo tanto, había más posibilidades de que un virus terminara conquistando las vías respiratorias del deportista. La teoría de la ventana abierta empezó a ser desafiada por diferentes investigadores que empezaron a advertir que, en el caso de los deportistas de élite, un sistema inmune ineficaz era incoherente con los requerimientos de entrenamiento y competición de estos. Dicho de otro modo, los estudios advierten que aquellos deportistas que enferman menos son los que tienen un mayor éxito en su carrera deportiva. El éxito de un atleta depende, en parte, de cómo gestiona sus lesiones y periodos de enfermedad. Cuanto menos enferma un deportista, mejor. Esto es obvio. ¿Imaginas a tu deportista favorito enfermo varias veces al año sin poder entrenar o competir? Sería incompatible. Lo que sí sabemos es que el riesgo de coger una infección depende de muchos factores como son la genética, el estrés, el sueño, los viajes, la exposición a temperaturas extremas o el propio estado nutricional del deportista. Periodos de entrenamiento o competición con mucha intensidad o volumen pueden perjudicar el sistema inmune. Sin embargo, el ejercicio físico practicado de forma regular mejora la función inmune. Por tanto, mueve el culo de la silla.

Déjame que te haga una aclaración. Seguro que te estarás preguntando qué tiene que ver viajar con el riesgo de coger una infección. Aunque no lo creas, nuestras células, incluidas las inmunológicas, tienen su propio reloj biológico. Cuando viajamos cruzando varias zonas horarias, esto puede hacer que el reloj de nuestras células se desincronice y pierda su capacidad de actuar de forma adecuada, al menos hasta que se vuelva a ajustar al nuevo lugar donde viajamos. Según algunos estudios, cruzar más de cinco zonas horarias puede aumentar en 2-3 veces el riesgo de infección en los deportistas. Además, la llegada a entornos desafiantes de frío, altitud o zonas donde existan enfermedades endémicas transmitidas por ciertos vectores como mosquitos debe tenerse en cuenta. También es importante considerar zonas donde la seguridad alimentaria no es adecuada. Aquí deben tomarse medidas como la ingesta de agua embotellada, evitar comer frutas y verduras crudas y solo tomar alimentos bien cocinados.

Pero, después de todo esto, seguro quieres saber qué puede hacer la nutrición por nosotros y nuestro sistema inmunitario.

LO QUE LA NUTRICIÓN PUEDE HACER POR EL SISTEMA INMUNITARIO

De nuevo, y como te decía en el capítulo anterior, el primer golpe de martillo lo tienes que dar con la prevención. Tras la COVID-19 hemos aprendido muchas cosas en este sentido. En primer lugar, y en la medida de lo posible, intenta no encontrarte con el virus o el agente patógeno. Esto es una perogrullada, pero si besas a alguien que sabes que tiene un virus respiratorio cuya vía de transmisión es la saliva, te puedes contagiar. Es por ello por lo que minimizar el contacto físico con personas que estén enfermas es fundamental. También las zonas muy concurridas son un lugar perfecto para la transmisión. Por ejemplo, un avión no deja de ser un tubo hueco y presurizado, donde respiramos y estamos los unos cerca de los otros. Aquí la transmisión de un virus respiratorio corre rápido.

Por otro lado, la higiene es fundamental, lo hemos visto muy de cerca con la pandemia. Lavarse las manos era una de las medidas que teníamos que seguir para intentar no llevarnos el virus a zonas por donde pudiera entrar, como los ojos, la boca o la nariz. Déjame que te cuente una historia de la importancia de la higiene de manos. En 1847, un médico obstetra, el doctor Semmelweis, planteó la hipótesis de que el aumento que observaba en la mortalidad materna cuando los médicos realizaban intervenciones obstétricas a las mujeres estuviera relacionado con la falta de higiene de manos de los profesionales. Semmelweis instauró el lavado de manos antes de las intervenciones con una solución de cloro, lo que redujo drásticamente la alta mortalidad que se producía. Esto puso de manifiesto la importancia del lavado de manos. Siguiendo con nuestro tema, debes lavarte las manos, especialmente antes de las comidas o tras tocar superficies que puedan estar contaminadas. También, el golpe de puño puede ser una buena estrategia a la hora de saludarnos. Por último, es recomendable limpiar de forma periódica equipos compartidos y no usar botellas, cubiertos o ropa de baño de otros.

El estrés mantenido en el tiempo tampoco es un buen negocio para tu sistema inmunitario. Ciertos rasgos de la personalidad, junto con las presiones generadas por las expectativas propias de ganar y las externas promovidas por la propia fama, contratos publicitarios y televisión, pueden actuar promoviendo una caída de la función inmunológica. Es importante educar a los deportistas sobre las medidas que pueden tomar para controlar el estrés mediante, por ejemplo, técnicas de meditación.

Por último, dormir hace bien a tu sistema inmunitario. Aquellos que duermen menos de seis horas tienen más riesgo de desarrollar una infección. En el capítulo dedicado al sueño te enseñaré algunos trucos que pueden ayudar a mejorar la calidad del sueño.

En cuanto al entrenamiento, son los entrenadores quienes cuidan la carga que introducen en el atleta y su recuperación. Cuando este equilibrio entre carga de entrenamiento y recuperación se rompe, el deportista puede entrar en lo que se conoce como sobreentrenamiento, que afecta a diferentes aspectos de la salud, entre los que se encuentra la inmunidad.

CREO QUE HE COGIDO UN VIRUS...
UN VIRUS DE INCOMPETENCIA

En la película *Kung Fu Panda 3*, el maestro Shifu le dice esta frase a Po cuando está entrenando. Si eres como Shifu y ya has cogido el virus, es importante que tu sistema inmunitario sea lo más competente posible. Aquí es importante tanto la nutrición que hayas llevado antes de la infección como la que llevas a partir de ese momento.

Las células del sistema inmunitario requieren nutrientes para ser capaces de funcionar correctamente. La historia de la ciencia nos da crudos ejemplos de ello. Durante el transcurso de la Segunda Guerra Mundial, estudios, poco éticos, realizados con prisioneros rusos y británicos analizaron el impacto que tenían, bajo las mismas condiciones de vida y trabajo, la ingesta de calorías y proteínas en los prisioneros. A los británicos se les dio una ingesta mayor (1 300 kcal más, fundamentalmente provenientes de proteína) que a los prisioneros rusos. Los resultados de los estudios mostraron cómo los prisioneros rusos enfermaron más de tuberculosis que los ingleses (19 % frente al 1,2 %). Desgraciadamente, en el tercer mundo podemos ver cómo la desnutrición se vincula a un mayor número de infecciones y muertes.

Todo lo anterior se debe a que nuestras células inmunitarias demandan una gran cantidad de nutrientes y energía cuando van a la batalla. Les gusta mucho la glucosa, aminoácidos como la glutamina y otras muchas sustancias. Necesitamos energía para crear nuevas células inmunes y que funcionen; necesitamos los ladrillos (aminoácidos) para generar armas químicas como inmunoglobulinas. Sin todo esto, la

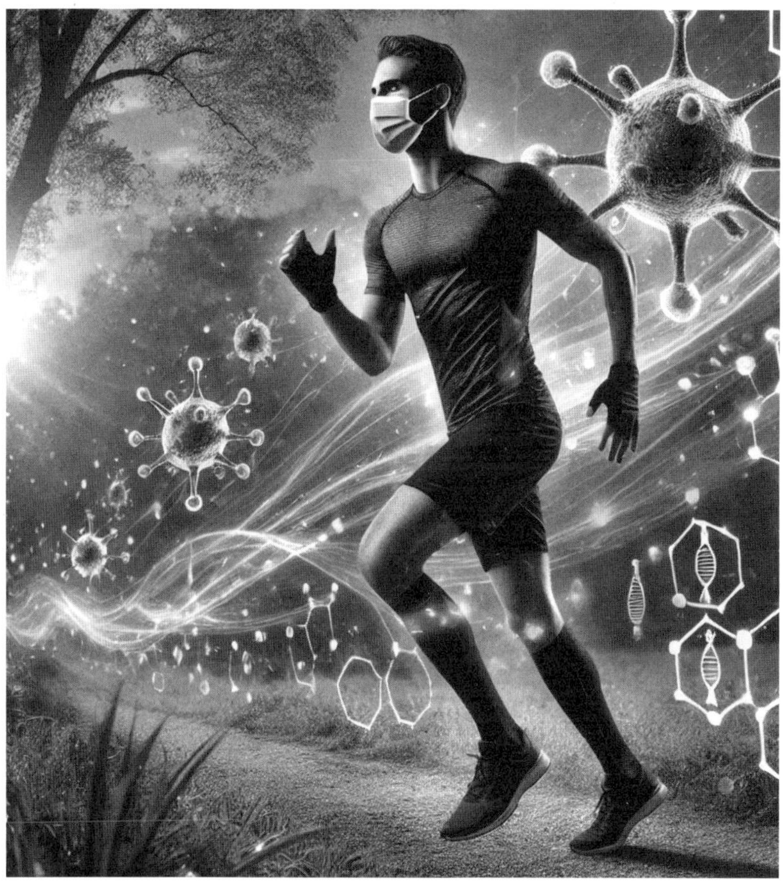

La nutrición es un elemento fundamental para el funcionamiento del sistema inmunológico. Los deportistas se enfrentan a diferentes situaciones que pueden producir una inmunodepresión, lo que les puede ocasionar un mayor riesgo de padecer infecciones como las que afectan a las vías respiratorias altas.

batalla estaría perdida. Además, aminoácidos como la arginina influyen en la creación de nuevas células inmunitarias. Micronutrientes como el zinc, el hierro, el folato, el cobre, el magnesio y las vitaminas A, D, C y E también son necesarios para generar una respuesta inmune robusta. En definitiva, como dice el profesor Philip Calder, uno de los grandes investigadores en inmunonutrición a nivel mundial: «Una buena nutrición crea un entorno en el que el sistema inmunitario puede responder adecuadamente al desafío, independientemente de la naturaleza del desafío. Por el contrario, la mala nutrición crea un entorno en el que el sistema inmunitario no puede responder bien».

Un ejemplo lo tenemos en la deficiencia de vitamina A. Esta se asocia con una función de la barrera deteriorada, alteración de la respuesta inmune y mayor susceptibilidad a una gran variedad de infecciones. Las vitaminas del complejo B como el folato, las vitaminas B_6 y B_{12} son tremendamente importantes para nuestros linfocitos T, nuestras células asesinas naturales (NK), así como para nuestra barrera intestinal.

La vitamina C disminuye la duración y gravedad de las infecciones de vías respiratorias altas, como el resfriado común, especialmente en personas sometidas a estrés físico, por ejemplo, deportistas.

La vitamina D tiene un papel fundamental en la respuesta inmune. Estudios de revisión sistemática y metaanálisis han mostrado cómo la suplementación con esta vitamina puede reducir el riesgo de infecciones del tracto respiratorio superior. Se ha comprobado que la vitamina D aumenta la producción de proteínas antimicrobianas como las catelicidinas o las defensinas por parte de las células del sistema inmune. Por ejemplo, la deficiencia de vitamina D tiene asociado un mayor riesgo de resfriado común, incluso se asoció con un peor pronóstico en pacientes hospitalizados por COVID-19. En el caso de los deportistas, un estudio llevado a cabo por Cheng-Shiun He y colaboradores determinó que en aquellos que tenían niveles de vitamina D más bajos el resfriado era más duradero y la inmunidad de la mucosa era peor. Sin embargo, aquellos con mayores niveles de la vitamina tenían una mayor producción de una de las armas químicas del sistema inmunitario en las mucosas, la inmunoglobulina A. Como ya te comenté, esto no quiere decir que debas de suplementarse con vitamina D de forma indiscriminada. Aunque sabemos que durante el otoño e invierno los niveles caen por la menor exposición al sol, lo ideal es controlar estos niveles hasta la llegada de la primavera, y que sea un profesional sanitario quien te dé indicaciones sobre su suplementación, en el caso de que fuera necesaria.

El zinc es un micronutriente fundamental en la defensa antiviral. Sabemos que la deficiencia en humanos reduce la actividad de las células asesinas naturales (NK), producción de linfocitos T y otros aspectos relacionados con una adecuada respuesta inmune. También puede interferir en que el virus de resfriado común se una a los lugares receptores, donde el virus se une a las células respiratorias. Cuando se resfrían los deportistas, suele utilizarse justo tras el inicio de los síntomas en forma de acetato de zinc. Para ello es conveniente mantenerlo unos segundos en la boca. Sin embargo, no te recomiendo que lo tomes como suplemento de forma cotidiana, puesto que puede dar algunos efectos secundarios como náuseas, pérdida de olor, incluso llevarte a una deficiencia de cobre. Se debe priorizar el ingerir fuentes naturales de este nutriente como pescados, mariscos, carnes, germen de trigo, espárragos, espinacas, nueces y legumbres.[1]

Los polifenoles, de los que ya hablamos, son sustancias que se encuentran en frutas, verduras y algunas hierbas. Se ha podido comprobar que desempeñan un papel interesante en la regulación del sistema inmune.

Por último, podemos intentar actuar sobre uno de los principales habitantes en tu organismo, las bacterias. El uso de preparados de diferentes cepas bacterianas vivas (probióticos) en dosis elevadas (10^{10} bacterias vivas) puede tener efectos beneficiosos. Entre ellos, sabemos que en deportistas, la suplementación con probióticos que contengan cepas específicas de *Lactobacillus* y *Bifidubacterium* puede reducir la incidencia de enfermedades de vías respiratorias y, en el caso de enfermar, puede acortar el tiempo en que nos encontramos enfermos.

---

[1] En los atletas usamos los suplementos de zinc para reducir los síntomas de infecciones respiratorias agudas y se toman dentro de las veinticuatro horas posteriores a la aparición de dichos síntomas.

Otro aspecto importante es mantener una adecuada hidratación. Durante el ejercicio se producen cambios en el sistema nervioso (activación del sistema nervioso simpático) que llevan a una mayor producción de hormonas relacionadas con el estrés, reduciéndose el flujo de saliva en la boca. Esto es importante si tenemos en cuenta que nuestra saliva tiene proteínas antimicrobianas como la lisozima o la inmunoglobulina A. Por tanto, la deshidratación es un efecto aditivo a la disminución de la producción de saliva, lo que puede generar una mayor vulnerabilidad frente a patógenos que elijan las vías respiratorias altas como autopista de entrada.

Para terminar este capítulo, te dejo unas ideas de un reciente artículo sobre algunas cosas que la COVID-19 nos enseñó y que podemos aplicar.

A diario:

- Ten en cuenta las temporadas virales de alto riesgo.
- Evita a personas con resfriado común.
- Usa el choque de puños en lugar del apretón de manos.
- Durante viajes y competiciones procura:
  - Utilizar mascarilla.
  - Minimizar zonas comunes de comidas e intercambio de comidas entre personas.
  - Evitar el contacto físico cercano y las multitudes.
  - Evitar superficies de alto contacto. Usa desinfectante.
  - Aislarte cuando haya resfriado común.
- Para el manejo de la inmunidad antiviral:
  - Equilibra entrenamiento recuperación.
  - Evita las deficiencias de nutrientes y mantén el equilibrio energético.
  - Sigue una dieta con asesoramiento de un dietista-nutricionista.
  - Usa suplementos basados en la evidencia (vitamina D si existe deficiencia, zinc, vitamina C).
- Duerme regularmente 7-8 h.
- No olvides el microbioma (uso de prebióticos, probióticos…).
- Vacúnate.

15

HIPPOLYTE AUCOUTURIER Y EL PRIMER TOUR DE FRANCIA DE LA HISTORIA

Hippolyte Aucouturier hizo historia corriendo el primer Tour de Francia celebrado en 1903. El Hércules de Commentry, como también se le conocía, partía como favorito cuando los problemas gastrointestinales le hicieron retirarse en la primera etapa. Después de la carrera comentaba: «Nunca me sentí así. Mi voluntad es fuerte, mi cabeza es buena, mis piernas también, pero no avanzo. Estoy muy mal del estómago».

Recientemente hemos conocido otras historias de atletas en que los problemas gastrointestinales han comprometido sus pruebas. Por ejemplo, el francés Yohann Diniz durante los Juegos Olímpicos de Río, 2016, a partir del kilómetro treinta, tuvo que pararse varias veces por los problemas gastrointestinales que dificultaron su llegada a la meta en los 50 km marcha que disputaba.

Los estudios nos muestran que los problemas gastrointestinales son comunes en el deporte, sobre todo en los de resistencia de larga duración. En el año 2017, fue publicado un editorial en la prestigiosa revista *British Journal of Sports Medicine* donde los investigadores recogieron datos de 241 atletas de diferentes deportes, valorando los síntomas y su gravedad. Sorprende que más del 80 % de los atletas presentó algún síntoma y un 15 % de ellos mostró, al menos, un síntoma de una gravedad media. Aunque los síntomas varían en gravedad, algunos estudios realizados en ultramaratonianos han informado de abandonos en el 35 % de los corredores durante la carrera debido a problemas gastrointestinales. Si eres deportista de resistencia, seguro que algunos de estos síntomas te resultan familiares (dolor abdominal, flatulencia, náuseas, vómito, diarrea...).

Se estima que entre el 30 y el 90 % de los deportistas que participan en maratones, triatlones o eventos similares han experimentado problemas gastrointestinales durante el ejercicio. Por tanto, me parece interesante un capítulo donde ver esto.

¿QUÉ HACE EL EJERCICIO SOBRE TUS INTESTINOS?

Parece que son varios los factores que convergen para que se produzca lo que se conoce como el síndrome gastrointestinal asociado al ejercicio. Son muchas las cosas que ocurren en el aparato digestivo cuando comenzamos a hacer ejercicio, pero vamos a centrarnos en dos alteraciones que van a afectar directamente a tu sistema digestivo. La primera vía tiene que ver con lo que pasa en tu sistema circulatorio cuando estás haciendo ejercicio. Normalmente tu sistema digestivo recibe el 25 % del gasto cardiaco (cantidad de sangre que impulsa el corazón en cada latido). Durante el ejercicio, esta cantidad baja al 3-5 %.[2] Los cambios en la hemodinámica tienen sentido, tus músculos necesitan más nutrientes y oxígeno durante el ejercicio. Además, llevar sangre a la piel también es importante para disipar el calor que se acumula en el cuerpo durante el ejercicio y que puede ser dañino. Todo este escenario de redistribución de la sangre deja en una situación de isquemia a toda el área esplácnica, y las células intestinales se quedan casi sin oxígeno y nutrientes. Finalmente, esto daña a todo el tapiz

---

[2] Para que puedas hacerte una idea, a una intensidad de ejercicio del 70 % del VO_2 máx, un estudio mostró cómo el flujo sanguíneo portal disminuye un 20 % a los diez minutos y un 80 % a la hora del ejercicio.

de células que conforman tu intestino. Esto es importante si tienes en cuenta que estas células, además de producir mucosidad intestinal, también participan en la función inmune y producen hormonas.

Además del daño que se produce en las propias células intestinales y en los sistemas de transporte de sustancias como la glucosa, también se produce daño en el andamiaje que las mantiene unidas. Entre estas conexiones célula-célula encontramos las llamadas uniones estrechas, un conjunto de proteínas que hacen que el intestino se comporte como una barrera semipermeable y selectiva al paso de sustancias. Estas uniones pierden su estructura y hacen que la «gran muralla» que representa nuestro intestino se pueda romper y que moléculas o microorganismos pasen al interior de la sangre, algo que no es en absoluto deseable y compromete la salud del deportista. Algunos tipos de grasas, alcohol, alimentos ultraprocesados o el ejercicio a elevadas temperaturas o de larga duración pueden aumentar la permeabilidad intestinal, que así se llama. De este modo, nuestra muralla se ve franqueada, lo que permite que algunas bacterias, componentes bacterianos y otras moléculas que no deberían pasar la barrera intestinal, finalmente pasen.

¡Cuidado! Esto comienza a ser un problema, ciertas endotoxinas bacterianas que traspasan la barrera intestinal dan lugar a una respuesta inflamatoria que aumenta la permeabilidad intestinal y además puede provocar ganas de vomitar, defecar y dolor de barriga. Por tanto, como veremos en la segunda parte de este capítulo, intentar mejorar la integridad de la barrera intestinal será un objetivo importante para tratar de disminuir la sintomatología gastrointestinal e, incluso, algo importante, la recuperación posterior al ejercicio.

Las hormonas también comienzan a bailar durante el ejercicio y provocan cambios a nivel intestinal. Un cóctel de catecolaminas, cortisol y arginina vasopresina puede actuar accionando el centro del vómito, situado en el bulbo raquídeo, haciendo que arrojes todo aquello que tengas en tu estómago. Además, su acción sobre el intestino ralentiza el vaciado gástrico, lo que hace, por ejemplo, que los azúcares se queden demasiado tiempo allí atrapados (sobre todo si no controlas las cantidades y el tipo de carbohidrato ingerido durante el ejercicio). Los carbohidratos son compuestos osmóticamente activos, lo que hace que cuando los ingerimos, si parte de ellos no son digeridos o absorbidos, atraen agua a la luz del intestino. Esto da lugar a calambres gastrointestinales y, lo que puede ser peor, una diarrea osmótica, ¡menudo marrón, nunca mejor dicho! La actividad de los transportadores de glucosa y fructosa (SGLT-1, GLUT5) alterada o dañada contribuye a la mala absorción de los azúcares y posible aparición de la diarrea.

Las dos vías descritas anteriormente pueden ser exacerbadas por diferentes factores externos e internos. Por ejemplo, el ejercicio en ciertas condiciones ambientales puede aumentar la hipoperfusión esplácnica y aumentar la permeabilidad intestinal. Esto se ha visto cuando el cuerpo alcanza temperaturas de 39 °C o superiores.

El doctor Ricardo Costa y su grupo apuntan a que el ejercicio de dos o más horas al 60 % VO_2 máx en temperaturas iguales o superiores a 35 °C o bien tiempos superiores a tres horas a esta intensidad en condiciones de calor podrían ser suficientes para provocar trastornos gastrointestinales que presenten implicaciones clínicas o de rendimiento y con relevancia aplicada al mundo real.

El uso de antiinflamatorios no esteroideos, las características propias del ejercicio (intensidad, tipo, duración) o incluso la hora del día pueden aumentar los síntomas gastrointestinales asociados al ejercicio. Gskell y colaboradores comprobaron que el ejercicio realizado por la noche aumenta la gravedad de los síntomas, quizá debido a una ralentización de la función intestinal. La composición de la comida, el uso de algunos suplementos, el propio estado de hidratación e, incluso, la composición de la microbiota contribuyen a la aparición de los síntomas gastrointestinales y su gravedad durante el ejercicio.

¿Qué papel puede jugar la alimentación? ¿Ayudan algunos suplementos?

Sería impensable pensar que aquello que comemos no influye de alguna forma en el lugar por donde pasa, se procesa y finalmente se absorbe. De forma genérica, sabemos que existen componentes de la dieta que pueden relacionarse con una mayor incidencia de síntomas gastrointestinales (dietas altas en grasa, proteínas o fibra) antes de un evento deportivo. Es importante, por lo tanto, tener en cuenta el momento de la ingesta de nutrientes. Si bien las proteínas, grasas y fibras son necesarias para la salud, su ingestión en un tiempo menor de 90 minutos antes del ejercicio aumenta el riesgo de malestar gastrointestinal. Además, la deshidratación puede aumentar los síntomas durante el ejercicio, especialmente si se desarrolla en condiciones de calor.

Incluso se discute que la ingesta de algunos de estos nutrientes puede modificar la composición de la microbiota intestinal. Sin embargo, existe falta de evidencia científica sobre el impacto de las diferentes prácticas dietéticas en la sintomatología gastrointestinal durante el ejercicio, centrándose muchas de las investigaciones en la restricción de ciertos aspectos de la dieta o en la incorporación de suplementos. Si bien, los alimentos pueden causar síntomas por diversos mecanismos entre los que se incluyen respuestas autoinmunes, malabsorción o incluso efecto nocebo.

En muchas ocasiones, los atletas deciden eliminar alimentos de su dieta con el fin de evitar un efecto negativo, sin embargo, la mayor parte de las veces esto se debe a creencias más que a evidencias clínicas que lo justifiquen. Un caso conocido es el del tenista serbio Novak Djokovic, quien ha defendido públicamente su dieta libre de gluten. En su biografía *Serve to Win* cuenta que, tras años de sufrir problemas respiratorios, fatiga y malestar físico, un médico le sugirió que podía tener sensibilidad al gluten. No fue diagnosticado de celiaquía, pero en 2010 decidió eliminar el gluten de su dieta. El tenista narra que a partir de ese momento todo mejoró. Muchas personas pueden presentar problemas tras la ingesta de gluten, siendo en el caso de las personas con celiaquía o en aquellos con sensibilidad al gluten un problema para su salud. Sin embargo, aunque el gluten no es un elemento fundamental en nuestra alimentación, tampoco es necesario retirarlo si no existe justificación médica. En el caso del gluten, en un estudio llevado a cabo por Lis y colaboradores en 2015, se mostró que una dieta libre de gluten, a corto plazo, no tuvo ningún efecto general sobre el rendimiento, síntomas gastrointestinales, bienestar, indicadores de lesión intestinal o inflamatorios en atletas de resistencia no celíacos. Por tanto, no existe razón alguna para eliminar el gluten si no tienes ninguna justificación de salud para ello.

Algunos atletas siguen dietas restringidas en oligosacáridos, disacáridos, monosacáridos y polioles fermentables (FODMAP) para mejorar los problemas gastrointestinales, aunque, realmente, los resultados en la mejora de los síntomas son mixtos. Este tipo de compuestos, presentes en el trigo, centeno, cebada, leche, yogur, manzanas, peras y champiñones, entre otros alimentos, se absorben mal o lentamente en el intestino delgado, pudiendo ser fermentados rápidamente por las bacterias residentes en el intestino grueso y producir gases y otros productos derivados de su metabolismo. Además, pueden tener un efecto osmótico y atraer agua a la luz intestinal, lo que contribuye a la aparición de diarrea. En personas con síndrome de intestino irritable, es una estrategia eficaz para mejorar los síntomas de la enfermedad. Algunos deportistas pueden optar por realizar este tipo de dieta en los días antes de la competición, ya que puede reducir la severidad de algunos de los síntomas asociados a los problemas gastrointestinales. Sin embargo, este tipo de alimentación, que excluye alimentos que son fundamentales para la salud integral e incluso para la microbiota, no es recomendable mantenerla en el tiempo.

Probióticos

Tu cuerpo está tapizado por dentro y por fuera por unos 38 trillones de bacterias, la mayoría localizadas en el colon. Cada vez es más la información científica que muestra la importancia para la salud de una adecuada microbiota e, incluso, en los últimos años, la relación de los microorganismos con el rendimiento deportivo. Es por ello que el uso de probióticos (microorganismos vivos que confieren un beneficio específico cuando son administrados de forma adecuada) se está extendiendo entre los atletas con diferentes objetivos, entre los que se encuentran la reducción de los problemas gastrointestinales durante la infección e, incluso, de enfermedades gastrointestinales transitorias que puede interferir con el entrenamiento. Aunque existen aún algunas barreras metodológicas que impiden sacar conclusiones robustas (tipo de cepa utilizada, informes solo sobre frecuencia y duración de los síntomas y no de su gravedad, etc.) parece que el uso de probióticos puede tener algunos, aunque modestos, efectos positivos en la reducción de síntomas gastrointestinales y en la reducción de las alteraciones relacionadas con marcadores de permeabilidad gastrointestinal.

En el caso de usar probióticos, Wilson considera que se deben tener en cuenta varios aspectos para su uso. En general, los probióticos son seguros en personas sanas y los géneros *Bifidobacterium* y *Lactobacillus* son los más estudiados, siendo lo más probable que los informes de seguridad y eficacia para especies y cepas específicas se encuentren en productos que contienen estas bacterias. Algunos autores proponen la necesidad de un tiempo mínimo de suplementación para poder obtener el beneficio (de dos a cuatro semanas). La cantidad de bacterias que tomamos por ingesta es muy importante. La Sociedad Internacional de Nutrición Deportiva propone que debe estar entre 1×10^9 y 1×10^{11} unidades formadoras de colonias por día. En su último posicionamiento, el Comité Olímpico Internacional informa de una evidencia moderada para el uso de probióticos con el consumo durante varias semanas de 1 x 10^{10} UFC. Por tanto, parece que suplementar por un mínimo de dos semanas con un probiótico que contenga especies basadas en *Bifidobacterium* y *Lactobacillus* en dosis 1 x 10^9 y 1 x 10^{11} puede generar algunos beneficios. Es probable que exista interacción entre dosis, duración de la suplementación y cepas utilizadas, incluso esto dependerá del resultado específico que se esté midiendo. Un estudio de metaanálisis con probióticos informó que dosis más altas de >1 x 10^{10} eran más beneficiosas que las más bajas para prevenir la diarrea asociada a antibióticos y disminuir la presión arterial, pero los efectos estaban ausentes para otros resultados (por ejemplo, diarrea asociada a *Clostridium difficile* y dermatitis atópica). Los estudios dosis-respuesta en atletas son en gran parte inexistentes, por lo que es difícil sacar conclusiones del uso de probióticos en el deporte. Sin embargo, los probióticos son el suplemento que ha mostrado, hasta el momento, reducciones modestas de los síntomas gastrointestinales en deportistas lo que sugiere puede ser la opción mejor de suplementación con el fin de atenuar los problemas gastrointestinales.

PREBIOTICOS

En cuanto a los prebióticos (componentes alimentarios no digeribles que afectan de forma beneficiosa a la salud del huésped a través del crecimiento o la acción de bacterias beneficiosas en los intestinos, por ejemplo, oligosacáridos de la leche materna humana, inulina y oligofructosa) mejoran la función de la barrera intestinal y reducen la translocación de los componentes bacterianos de la luz a la sangre. El aumento de los géneros *Cetogénica* y *Lactobacillus* conduce a una mayor fermentación y producción de ácidos grasos de cadena corta, un tipo de sustancias producidas por las bacterias con un importante papel para la salud del hospedador. Investigaciones recientes muestran que, en pacientes con trastornos gastrointestinales funcionales, los prebióticos reducen los síntomas gastrointestinales de manera similar a una dieta baja en FODMAP. Habrá que esperar para saber en qué pueden ayudar en el deportista.

OTROS SUPLEMENTOS QUE PUEDEN AYUDAR

La glutamina es el aminoácido más abundante en el plasma y se encuentra en gran cantidad en el músculo esquelético. Es un sustrato clave para células que proliferan de forma rápida como las del sistema gastrointestinal. De hecho, cuando ingerimos glutamina, más de la mitad queda secuestrada en el área esplácnica sin entrar en la circulación sistémica, siendo usada para obtener energía por parte de las células intestinales. Parece que sus requerimientos aumentan en ciertas condiciones (enfermedad, trauma, ejercicio intenso/extremo) pudiendo contribuir su agotamiento a un deterioro de la integridad gastrointestinal. La pérdida de integridad, como se comentó anteriormente, puede estar relacionada con un mayor paso de componentes bacterianos (endotoxinas) a la sangre y una respuesta inflamatoria sistémica, lo que se ha relacionado con mayores síntomas gastrointestinales. Además, el daño en la barrera gastrointestinal también puede generar cambios en la absorción de nutrientes. En este sentido, Zuhl y colaboradores suplementaron a deportistas de resistencia con 0,9 g/kg de masa libre de grasa de glutamina durante siete días previos a una prueba de 60 minutos al 66-70 % VO_2 máx realizada en unas condiciones de temperatura y humedad controladas (30 °C, 12-20 % de humedad relativa). También realizaron el protocolo con placebo, sin embargo, fue cuando se consumió glutamina cuando se pudo observar una reducción de la permeabilidad intestinal. Otro estudio mostró que la suplementación con glutamina 0,9 g/kg de masa libre de grasa, 2 horas antes de correr 60 minutos en condiciones de calor, redujo la permeabilidad intestinal. En 2017, Pugh y colaboradores hicieron un estudio dosis-respuesta con glutamina (0,24, 0,5 y 0,9 g/kg de masa libre de grasa) observando cómo una dosis elevada reducía la permeabilidad frente al placebo. En este sentido, Ogden y colaboradores observaron en 2021 que dosis pequeñas no tenían ningún efecto, incluso podían perjudicar. Sin embargo, aunque en estos estudios se observó una disminución de la permeabilidad intestinal, existen algunas limitaciones como fue el tipo de placebo utilizado y que no se pudo mostrar una menor sintomatología dado que no fue evaluada en los estudios. Por ejemplo, Lambert y colaboradores usaron una bebida de carbohidratos al 6 % con glutamina (0,6 %) y pudieron observar frente a un grupo placebo solo con carbohidratos al 6 %, que no hubo una reducción de los marcadores de permeabilidad intestinal cuando los sujetos corrieron durante 60 minutos al 70 % VO_2 máx en condiciones templadas, incluso con la ingesta de aspirina, que aumenta la permeabilidad intestinal. Alguna evidencia apunta a que la necesidad de glutamina por las células intestinales disminuye cuando existe disponibilidad de glucosa, por tanto ¿mejorarían los marcadores de permeabilidad intestinal la glutamina cuando se ingieren proteína o carbohidratos durante el ejercicio? Por otro lado, las cantidades efectivas son elevadas (0,6-0,9 g/kg masa libre de grasa) lo que puede inducir síntomas leves moderados durante el periodo inicial después de la suplementación. Por último, se hace necesario llevar a cabo estudios realizados en entornos reales, dado que la mayoría han sido en laboratorio.

Otros de los suplementos utilizados es la vitamina C. Algunos estudios han comprobado como la toma de 1 g de esta dos horas antes del ejercicio reduce los aumentos plasmáticos de lipopolisacárido (LPS). La suplementación con zinc-carnosina (37,5 mg, dos veces al día) durante catorce días también se ha visto que reduce la permeabilidad intestinal un 71 % en comparación con el placebo, posiblemente a través de la mejora de la formación y estabilidad de las uniones estrechas. El aminoácido L-citrulina, cuando se toma 30 minutos antes del ejercicio, mejora la hipoperfusión esplácnica y disminuye la proteína de unión a ácidos grasos (un marcador de daño en los enterocitos). La ingesta de curcumina (500 mg/día) también ha dado como resultado una reducción de la proteína de unión a ácidos grasos durante la realización de ejercicio en condiciones de calor en algunos estudios, lo que podría deberse a su efecto antioxidante.

En general, existen algunas limitaciones que debemos tener en cuenta al ver los estudios publicados. Es difícil saber el mecanismo exacto por el cual pueden estar actuando estas sustancias, dado que, por ejemplo, los polifenoles, además de tener efectos antioxidantes, también son vasodilatadores. A esto tenemos que añadir que muchos estudios realizados con sustancias antioxidantes son defectuosos debido a que evalúan la sustancia reactiva del ácido tiobarbitúrico (TBARS) y la capacidad antioxidante total (TAC), ambos marcadores hoy son considerados defectuosos y generan resultados falsos. Muchas de las investigaciones publicadas no nos dan información sobre la reducción de la sintomatología y, por tanto, no sabemos si realmente puede mejorar la clínica del deportista, algo que nos interesa en la competición. Otros nutrientes han sido estudiados en modelos animales como la vitamina A, D y los ácidos grasos de cadena corta, sin embargo, es difícil extrapolar los resultados a humanos. Esto debemos de considerarlo puesto que muchas casas comerciales nos dan productos que realmente, aunque han probado sus resultados en modelos preclínicos, no han sido probados en humanos, y más concretamente, en deportistas.

Muchos de mis deportistas usan también el jengibre como analgésico y en la recuperación. En cuanto a los problemas digestivos, se conoce que actúa como antagonista de los receptores de histamina, lo que puede reducir las náuseas en ciertas condiciones como durante el embarazo. Dentro de la cultura de los deportes de ultrarresistencia se usa como antiemético, sin embargo, no ha sido aún evaluado en ningún ensayo clínico. Además, algunos estudios han apuntado una mayor sintomatología gastrointestinal relacionada con su uso, incluso con dosis bajas de 0,5 g/d. Por tanto, cuidado con la sabiduría popular, no siempre es útil para todo.

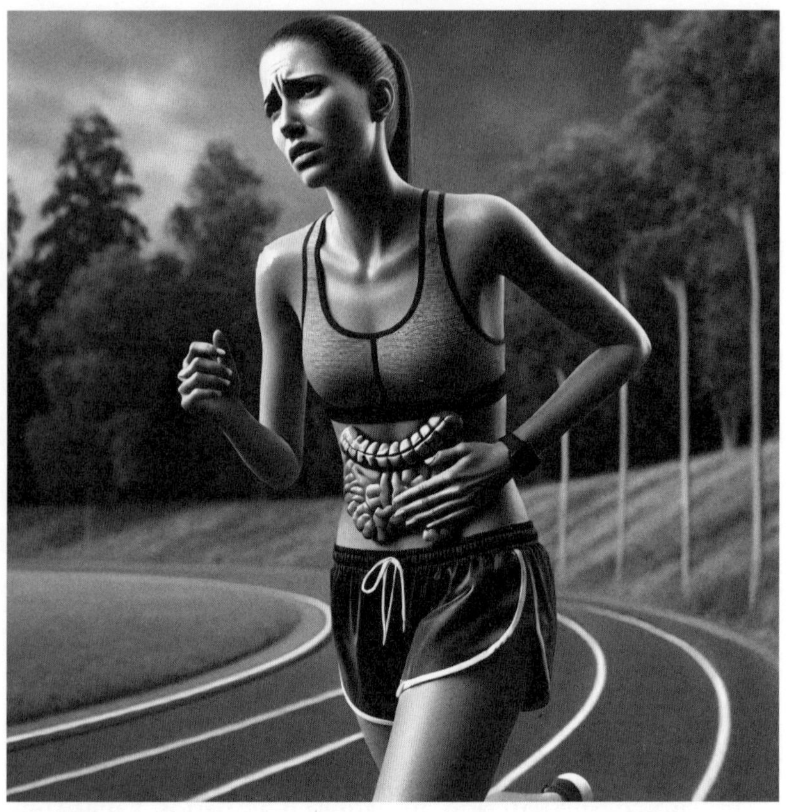

Los problemas gastroinstestinales son comunes en muchos deportistas, sobre todo de disciplinas de resistencia. Una correcta nutrición antes del ejercicio, estrategias de entrenamiento gastrointestinal o algunos suplementos pueden ayudar a que una competición termine en un cuarto de baño y no en el pódium.

Entrenar el intestino

En el caso de los carbohidratos, la aparición de síntomas puede ser resultado de la cantidad y del tipo. No hay duda de la importancia de la ingesta de carbohidratos en el rendimiento. De hecho, la cantidad que los deportistas de resistencia consumen varía en 0-136 g/h, incluso es posible que muchos lleven estas cantidades más allá. Por ejemplo, en un estudio durante una carrera de 16 km los corredores que ingirieron >90 g/h de carbohidratos informaron de un aumento de las náuseas y una mayor incidencia de síntomas moderados en comparación de cuando consumieron 60 g/h, si bien la incidencia general fue baja. Otros estudios han reportado resultados similares con el consumo de diferentes cantidades de carbohidratos, sin bien es importante tener en cuenta tanto la cantidad como la composición de los carbohidratos ingeridos (osmolaridad, tipo de carbohidrato, etc.). Una de las estrategias que se utilizan para reducir los síntomas gastrointestinales asociados a la ingestión de carbohidratos exógenos es el uso de carbohidratos que usan diferentes transportadores, es decir, productos/alimentos que contengan glucosa o sus polímeros y fructosa. Además, existe evidencia que documenta como el entrenamiento intestinal usando elevadas ingestas de carbohidratos puede reducir los síntomas gastrointestinales y la malabsorción cuando los deportistas consumen elevadas cantidades de carbohidratos. En este sentido, se ha observado que la prevalencia de síntomas gastrointestinales es mayor cuando los deportistas no están acostumbrados a consumirlos previamente durante el entrenamiento. Parece prudente planificar entrenamientos con cargas elevadas de carbohidratos tiempo antes de la competición y así poder mejorar la tolerancia a las elevadas ingestas que demandan algunos deportes en competición. Los estudios han mostrado que durante un periodo de dos semanas, una ingesta elevada de carbohidratos reduce los síntomas gastrointestinales frente a aquellos que consumieron un placebo. Estas estrategias son relativamente novedosas y se conocen colectivamente como *Training the gut* o entrenamiento del intestino, siendo popularizadas por el profesor Asker Jeukendrup. Las estrategias contemplan diferentes intervenciones en el deportista para reducir los problemas intestinales y mejorar el confort estomacal, la absorción intestinal y el vaciado gástrico. Todas ellas deben emplearse de forma individualizada y supervisadas por un nutricionista. Algunas de ellas son:

1. Entrenar con volúmenes grandes de fluido para «entrenar el estómago».

2. Entrenar después de comer.
3. Entrenar con carga alta de carbohidratos.
4. Simular el plan nutricional de la carrera.
5. Aumentar las cargas de carbohidratos de la dieta.

Con todo ello, se persigue reducir los gases y la pesadez durante el ejercicio debido a un aumento del vaciado gástrico y la capacidad de absorber carbohidratos para reducir los problemas gastrointestinales.

OTRAS FUENTES DE CARBOHIDRATOS

Más recientemente, los hidrogeles irrumpieron en el mundo de la carrera. Seguro recuerda a Eliud Kipchoge, el famoso maratonista keniano reconocido por ser el primer humano en correr una maratón por debajo de las dos horas. En el evento INEOS: 1:59 Challenge en 2019, se vio a Eliud utilizar hidrogeles de una marca sueca. Estos productos están fabricados a base de hidratos de carbono en forma de hidrogel (alginato de sodio o pectina). Esta mezcla de carbohidratos, alginato y pectina al llegar al ambiente ácido del estómago se genera un gel que encapsula los carbohidratos y puede disminuir la activación de receptores de sacáridos en el duodeno proximal, lo que puede facilitar el vaciado gástrico y la absorción de líquidos y carbohidratos. Si bien esto es el fundamento teórico, la mayor parte de los resultados de los estudios no han mostrado diferencias con respecto a las formulaciones estándar de carbohidratos ni en el rendimiento ni en la aparición de problemas gastrointestinales. Son necesarios más estudios que puedan determinar la efectividad de estos productos frente a los convencionales.

POR ÚLTIMO, QUITA AQUELLO QUE TE PUEDE PERJUDICAR

Mi última recomendación es que tengas en cuenta aquellos alimentos o suplementos que pueden perjudicar o exacerbar los problemas digestivos.

La cafeína es una ayuda ergogénica bien reconocida y evidenciada. Sin embargo, entre los efectos secundarios que puede desencadenar se encuentran aquellos que se relacionan con el tubo digestivo. En algunas personas, la cafeína puede inducir náuseas, lo que dificulta e interfiere en el rendimiento y finalización del ejercicio. Incluso algunos factores pueden amplificar el riesgo de náuseas inducidas por la cafeína, como mezclarla con otros estimulantes o tomarla en ayunas o con ansiedad. Es importante observar y atender los efectos de la cafeína en entornos reales de estrés y ansiedad como son las competiciones, con el fin de realizar un enfoque personalizado con base en la tolerancia y la situación (competición de alto o bajo riesgo). Además de las náuseas, la cafeína también puede exacerbar otros síntomas como calambres o ganas de defecar. Es importante destacar que, aunque el café tiene la reputación de aumentar la motilidad intestinal y promover la defecación y heces blandas, la evidencia en humanos es limitada. Probablemente exista una susceptibilidad individual a la cafeína en relación con los problemas gastrointestinales, al igual que ocurre con el rendimiento, dictada por nuestra genética. Sin embargo, esto no ha sido dilucidado. Mientras tanto, es prudente evitar dosis elevadas (> 5 mg/kg de masa corporal), manejar factores que puedan agravar la sintomatología como el estrés psicológico, ansiedad y uso de otros estimulantes además de probar diferentes dosis y tiempo de ingestión con el fin de desarrollar un perfil individual de efectos secundarios. Otras formas de ingestión, como en goma de mascar, pueden recibir también especial atención en este sentido.

En cuanto al bicarbonato de sodio, es interesante, al igual que la cafeína, reconocer que existe una elevada evidencia de su eficacia. Sin embargo, son pocos los atletas que lo utilizan, como muestran algunos estudios de consumo en deportistas, lo que puede ser debido a su tendencia a causar problemas gastrointestinales. Dosis de 0,3 g/kg parecen ser efectivas en la mejora del rendimiento, mientras que si son superiores pueden causar alteraciones gastrointestinales (por ejemplo, náuseas y distensión abdominal) alcanzando su punto máximo entre 30-60 minutos después de su ingestión. Si bien, son varios los factores que pueden afectar a cuándo aparecen y qué tipo de síntomas, como la dosis, forma de administración (cápsulas o solución) y qué alimentos se ingieren junto con su toma. Las cápsulas con recubrimiento entérico parecen disminuir la sintomatología al evitar la acción del bicarbonato sobre el ácido del estómago, reacción que produce CO_2 lo que contribuye a la hinchazón, náuseas, reflujo, etc. Otras estrategias para mitigar los efectos secundarios gastrointestinales del bicarbonato de sodio pasan por la ingesta de una dosis (0,1 g/kg masa corporal) 3-5 veces al día durante 5-7 días, con algunas horas entre medias o bien una dosis aguda pequeña (0,2 g/kg masa corporal) en relación con la recomendada (0,3 g/kg masa corporal). Por último, el uso de bicarbonato de sodio con carbohidratos puede reducir los síntomas gastrointestinales.

En los últimos años se ha puesto de moda el uso de cetonas exógenas. Es pronto para decir, quizá, que no tenga ningún efecto sobre el rendimiento, dado que la literatura es mixta en los resultados. Sin embargo, cualquier beneficio puede ser anulado por los problemas gastrointestinales que se derivan. Así, Leckey y colaboradores observaron que la ingestión de diéster de cetonas (2 x 250 mg/ kg) frente a un placebo provocó síntomas gastrointestinales en todos los participantes de leves a graves y un deterioro del rendimiento del 2 % en una prueba de ciclismo de 3 km. Otros estudios han mostrado resultados similares. Parece existir cierta interindividualidad en los síntomas, que no aparecen en todos los sujetos, por lo que deberían de probarse diferentes tipos de protocolos de suplementos durante el entrenamiento antes de su uso en competición.

Para concluir este capítulo, recuerda que durante el ejercicio el sistema gastrointestinal del deportista se encuentra desregulado debido a la interacción de diferentes alteraciones que implican la disminución del flujo sanguíneo, cambios neuroendocrinos y mecánicos, además de factores que pueden exacerbar la sintomatología como la naturaleza del esfuerzo (intensidad, duración, tipo), temperatura, composición del microbioma, alimentación alrededor del ejercicio o incluso la hora del día (entre otros) de la realización. Las estrategias nutricionales van encaminadas, por un lado, a eliminar aquellos alimentos o suplementos que previamente a la competición hemos testado que aumentan la sintomatología, además de introducir algunos suplementos que la literatura científica ha mostrado pueden ser de ayuda. La mayor evidencia actual se recoge para los prebióticos y probióticos, además de la glutamina en dosis elevadas. Si bien, hacen falta más estudios realizados en escenarios reales que recojan los posibles cambios en la permeabilidad y daño intestinales y, también en la sintomatología y su gravedad.

16

RONALDO NAZARIO:
EL FENÓMENO Y SUS LESIONES

Una historia conocida en el deporte es la de la lesión que sufrió el futbolista brasileño Ronaldo Nazario, también conocido como el Fenómeno. El 21 de noviembre de 1999, Ronaldo, vistiendo la camiseta del Inter de Milán, sufrió una importante lesión en su rodilla derecha. El desgarro en el tendón rotuliano le llevó a estar fuera del terreno de juego durante cinco meses. El 12 de abril de 2000, Ronaldo volvió en el partido de ida de la final de la Copa de Italia contra la Lazio. Desafortunadamente, a los siete minutos, cuando realizaba una hábil jugada contra Fernando Couto, Ronaldo se rompió completamente el tendón de la rótula derecha. Durante casi dos años, Ronaldo siguió una intensa rehabilitación, según cuenta de hasta 10 horas diarias sin descanso. Pasaría un año y medio hasta volver a jugar.

Esta historia nos muestra una realidad en el deporte a la que no queremos llegar: las lesiones, que desafortunadamente son frecuentes. Lo que ocurre en el deportista a partir del momento de la lesión y cómo podemos intentar ayudar desde la nutrición es lo que en este capítulo te quiero contar.

Las lesiones en el deporte, algo frecuente

Las lesiones musculoesqueléticas de los tejidos blandos (distensiones y esguinces) son las más comunes que se producen en los atletas. Por ejemplo, en el fútbol americano, el 70 % de las lesiones son de este tipo. En el caso del fútbol, los datos de la Premier League inglesa nos muestran que las lesiones de estos tejidos representan más del 60 %. Las lesiones musculoesqueléticas representan hasta el 46 % en algunos deportes como el fútbol profesional, afectando fundamentalmente a los miembros inferiores. La etiología de las lesiones musculoesqueléticas es variada, pudiendo devenir por un trauma por contacto directo con el jugador contrario o de forma indirecta por una distensión muscular.

Los ligamentos y los tendones representan estructuras comúnmente lesionadas. Este fue el caso de Ronaldo. Los esguinces y las rupturas ligamentosas suelen ser comunes. Las tendinopatías representan un espectro de patología tendinosa, asociada con dolor tendinoso crónico y deterioro de la función física. Las tendinopatías, como entidad patológica, son responsables de entre el 30 % y el 5 % de todas las patologías musculoesqueléticas que requieren tratamiento médico. La incidencia de patología tendinosa ha aumentado en el mundo del deporte en los últimos años, lo que puede deberse a las elevadas demandas físicas impuestas sobre los tendones. Como curiosidad, solo quiero decirte que las personas con diabetes tienen diez veces más probabilidades de sufrir lesiones en los tendones que las personas que no la padecen. Otros factores como el colesterol elevado o la hiperuricemia también comprometen la estructura y la salud del tejido conjuntivo.

Retornar al juego lo antes posible

Las lesiones conllevan la pérdida de tiempo fuera del entrenamiento y la competición. Se estima que el 35 % de los jugadores de fútbol pierden entrenamientos o partidos debido a lesiones musculoesqueléticas cada temporada. En el caso de las lesiones más graves pueden conllevar pérdidas de once días a cincuenta semanas. Además, también conllevan grandes pérdidas económicas. Por ejemplo, en la Premier League inglesa, el costo financiero de treinta y dos días perdidos de juego se ha calculado en 209 000 libras. Estos datos ponen de manifiesto la importancia de retornar al deportista lo antes posible al entrenamiento y la competición.

El recuperar al deportista lo antes posible hace necesario realizar un enfoque interdisciplinario. El objetivo es abordar, desde diferentes ángulos profesionales, la lesión. Médicos, fisioterapeutas y entrenadores tienen un papel definido en todo este proceso de acompañamiento de la recuperación durante la lesión. Actualmente, es cada vez más relevante el papel del nutricionista y el psicólogo en este esquema de trabajo. Normalmente, el líder del equipo interdisciplinar es una persona con experiencia y capacitación médica, que domina estrategias comunicativas y tiene capacidad de fomentar la toma de decisiones en colaboración. Suele ser el médico. Las decisiones que se adoptan durante el periodo de lesión deben ir dirigidas al deportista, empoderándolo, comprometiéndolo, educándolo sobre su lesión e involucrándolo activamente en la planificación de su programa de rehabilitación y en la retroalimentación continua sobre el progreso hacia la recuperación. La comunicación debe ser honesta y frecuente entre el deportista y los miembros del equipo. Por último, es importante fomentar la autonomía del deportista, lo que facilita el enfoque interdisciplinar y su bienestar.

EL PROCESO DE RECUPERACIÓN

El doctor Kevin Tiptón K. propuso que se pueden distinguir dos etapas de la lesión, ambas con influencia de la nutrición. La primera fase o fase aguda, y una segunda fase de retorno al juego. La primera conlleva la curación y cicatrización de las heridas, produciéndose inmediatamente después de la lesión. Esta puede ir desde horas a días en función de la gravedad de la lesión, es decir, se puede decir que abarca desde el inicio de la lesión hasta el comienzo de la movilización activa del área lesionada (retorno a la participación). En esta fase es importante la intervención de los diferentes profesionales del área médica, incluido el nutricionista. Los deportistas se encuentran retirados del deporte, lo que puede ser una etapa muy desafiante desde el punto de vista psicológico. Aquí, y debido a la susceptibilidad del deportista, pueden aparecer diferentes problemas relacionados con el comportamiento alimentario. Es importante conocerlos con el fin de que el profesional de la nutrición sepa abordar qué tipo de estrategias pueden ser necesarias y contar con el apoyo del psicólogo.

La segunda etapa contempla el retorno a la actividad, siendo mucho más claramente delimitada para lesiones que implican inmovilización, pero menos clara la transición en otro tipo de lesiones. En muchas ocasiones, una recuperación completa de una lesión puede llevar varios años. El adecuado soporte nutricional es fundamental para acortar los tiempos de lesión y aspectos negativos de la reducción de la actividad y la inmovilización, así como favorecer la vuelta a la actividad y entrenamiento.

LESIONES MUSCULARES: DE LA LESIÓN A SU INTERVENCIÓN NUTRICIONAL

Durante cualquier lesión en un tejido, el principal sistema del organismo implicado en la reparación del tejido es el inmunológico mediante la denominada respuesta inflamatoria aguda. La fase aguda de la lesión es un proceso complejo en el que se involucran diferentes fases superpuestas: inflamación, proliferación y remodelación. Tras la lesión se inicia una respuesta inflamatoria aguda, necesaria para el proceso de recuperación de los tejidos. El proceso inflamatorio puede durar de horas a días dependiendo del tipo de lesión y la gravedad. Durante mucho tiempo, un objetivo durante este periodo de la lesión era frenar la respuesta inflamatoria local haciendo uso de fármacos como los antiinflamatorios no esteroideos (AINE) o bien la nutrición. Sin embargo, es importante advertir y recordar, como vimos en otros capítulos, que el proceso inflamatorio es fundamental y su reducción drástica puede conllevar una inadecuada recuperación de los tejidos. De forma general, las lesiones producidas por el deporte en atletas y deportistas sanos no son tan graves como para que la inflamación sea un problema. Quizá sería más interesante buscar nutrientes que modulen la inflamación y favorezcan su resolución.

Otro punto importante a tener en cuenta durante la fase aguda de lesión es la disminución de la actividad o la inmovilización del miembro afectado. Ambas, implican cambios en la estructura y función muscular, siendo la pérdida de masa muscular y fuerza dos elementos clave que considerar e intentar reducir durante esta fase de la lesión. Para comprender qué es lo que ocurre con la masa muscular, hay que entender que el balance neto de proteínas es la diferencia algebraica entre la síntesis de proteínas y la degradación. Así, cuando se reduce la síntesis de proteínas con respecto a la degradación, se produce un balance neto de proteínas negativo y, con el tiempo, la pérdida de masa muscular. En contra de lo que ocurre en otras situaciones donde existe pérdida de masa muscular, por ejemplo, en algunas enfermedades, durante el periodo de inmovilización es la disminución de la síntesis proteica quien protagoniza el resultado de un balance neto de proteínas negativo y la pérdida de masa muscular. Además, se ha comprobado que la expresión de genes involucrados en producción de proteínas que intervienen en la degradación proteica aumenta solo en los primeros días de inmovilización, no siendo, por tanto, el principal factor involucrado en la pérdida de la masa muscular. Por lo que hoy sabemos, la disminución de la síntesis de proteínas musculares es el principal mecanismo metabólico detrás del balance neto proteico negativo y la atrofia muscular por desuso. Estas pérdidas pueden ser del 5 % en el área de sección transversal del músculo, unos 3 kg, en una sola extremidad. Afortunadamente para el deportista, la masa muscular vuelve relativamente rápido tras las semanas de rehabilitación, siempre y cuando la implementación de las estrategias sea la adecuada.

Teniendo en cuenta que la degradación de proteínas durante el periodo de inmovilización no es el determinante primario de la atrofia por desuso en humanos, las estrategias nutricionales deben ir encaminadas a aumentar la síntesis de proteínas y no en disminuir la degradación. Parece que el mecanismo biológico detrás de la disminución de la síntesis proteica tiene que ver con una menor sensibilidad del músculo a los estímulos anabólicos. Dicho de otra manera, el músculo se hace sordo a la acción de activadores de la síntesis de proteínas, como, por ejemplo, la leucina y otros aminoácidos. La llamada resistencia anabólica hará que las necesidades de proteínas sean mayores.

Por otro lado, parece que las alteraciones en la composición de los lípidos en las fibras musculares, como por ejemplo un aumento del diacilglicerol (DAG) o las ceramidas, perjudican la señalización anabólica. En este sentido, se ha observado en humanos un aumento de la lipina1, que convierte el ácido fosfatídico en DAG en respuesta a 24-48 horas de inmovilización, o que las ceramidas aumentan en respuesta al reposo en cama. Ambas moléculas son reguladores clave de la resistencia a la insulina inducida por lípidos y en el desarrollo de resistencia anabólica. Posiblemente, todo ello eleva el umbral de leucina requerido para estimular la vía molecular de la síntesis de proteínas y, por tanto, podría estar mediando la resistencia anabólica característica de los miembros inmovilizados. Por último, hay que destacar que también se produce una reducción en la síntesis de proteínas mitocondriales, lo que precede o impulsa la reducción en la síntesis de proteínas miofibrilares en respuesta al desuso; sin embargo, esta hipótesis aún debe ser corroborada.

En un estudio reciente observaron lo que ocurría en trece hombres sanos con una inmovilización unilateral de pierna durante una semana. Se hizo un seguimiento con resonancia magnética antes, 2 y 7 días después, con el fin de determinar el volumen y el área de sección transversal anatómica de los grupos individuales de las piernas. Se observaron reducciones del 1,7 % del volumen muscular en los dos primeros días tras la inmovilización, seguida de una reducción de un 0,8 % por día. Al cabo de los 7 días, la reducción fue de un 5,5 %. De forma interesante se puede observar en este mismo estudio cómo dos tercios de la masa muscular se pierden en el cuádriceps, seguido del isquiotibial y el resto de la otra masa muscular. Como se mencionó, resulta un problema tanto la pérdida de masa muscular,_como la fuerza. Además, en el estudio se muestra que las pérdidas de fuerza fueron significativas en la extensión unilateral de piernas (-19 %), prensa de piernas (-21 %), *curl* de piernas (-4 %) y también gemelo (-9 %). Por tanto, existe una correlación importante entre la pérdida de masa muscular y la fuerza extensora de piernas, aunque no igual en la musculatura flexora.

Además, la inmovilización va a producir una reducción de un 50 % en la captación de glucosa tras dos días de la inmovilización del antebrazo, siendo la caída en la sensibilidad a la insulina significativa en la primera semana de desuso muscular. Es importante tener en cuenta que esta disminución de la sensibilidad a la insulina se mantiene durante las dos semanas posteriores al retorno de la actividad habitual.

Pero, además, cuando se pierde masa muscular y fuerza también cambian las propiedades «aeróbicas» del músculo lesionado, es decir, aquellas vinculadas al metabolismo oxidativo; se han observado reducciones, en tan solo cuarenta y ocho horas tras la inmovilización, de proteínas que intervienen en el metabolismo oxidativo, además de aumentos en la expresión de genes que se encuentran relacionados con la degradación de proteínas como fue comentado anteriormente.

ABORDAJE NUTRICIONAL Y DE SUPLEMENTACIÓN DE LAS LESIONES MUSCULARES

Con base en lo anteriormente desarrollado, uno de los objetivos que vamos a buscar durante una lesión es disminuir la pérdida de masa muscular y evitar la ganancia de grasa, lo que puede ser en ambos casos perjudicial para el deportista tanto en su recuperación como en el retorno al deporte.

Recuerda que uno de los retos a los que nos enfrentamos es romper la resistencia anabólica existente en el tejido muscular. Aquí la ingesta adecuada de proteínas puede ayudar. Si

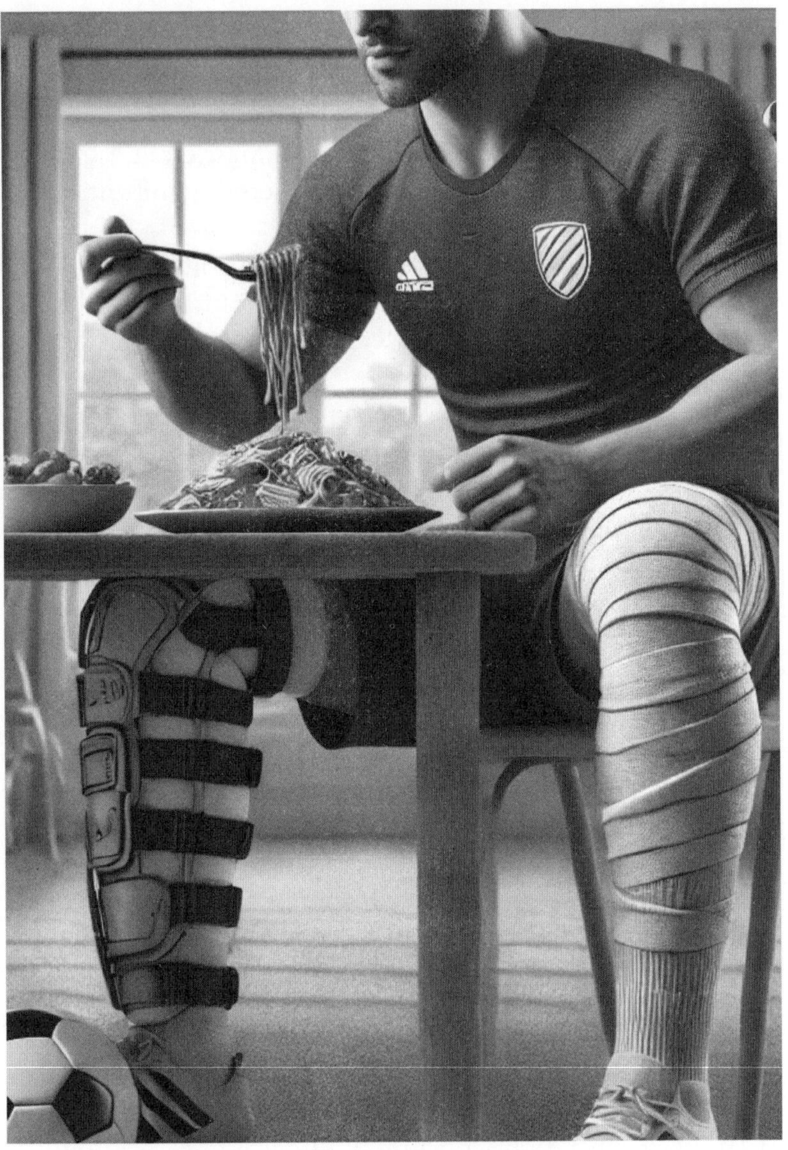

La nutrición es un pilar fundamental en la recuperación de las lesiones. La vuelta al juego en el menor tiempo posible y de la mejor forma de salud es clave en el éxito del atleta.

hablamos de nuevo de proteína, recuerda que lo primero es la cantidad total diaria y la por ingesta. Cuando nos referimos a la cantidad de ingesta de proteínas por toma, el tema es más complejo de lo que se pensaba hace un tiempo. En ello va a influir la masa muscular activa durante el ejercicio, si se es hombre o mujer, la edad y, cómo no, el contexto. Si recuerdas el capítulo dedicado a los huevos de Arnold, parece ser que la ingesta de 30-40 g de proteínas puede ser una estrategia adecuada para los deportistas. El problema es que no disponemos de estudios en deportistas lesionados. Si tomamos los datos que tenemos junto con los obtenidos en adultos mayores, los cuales tienen resistencia anabólica asociada a la edad, parece que ingestas de 35-40 g pueden ser suficientes para mejorar la síntesis de proteína muscular y reducir la atrofia. Además, piensa que es importante que la ingesta proteica sea distribuida de forma equitativa a lo largo del día. Algunos estudios han mostrado que muchos deportistas ingieren mucha cantidad en la cena frente a otros momentos como el desayuno. Lo ideal es hacer un reparto equitativo de las tomas (cada 3-4 h).

Por último, y en términos de cantidad absoluta de proteínas, los estudios muestran que la ingesta de 1,25 g/kg peso corporal/día atenúa la pérdida de masa muscular durante 7 días en sujetos encamados frente a los 0,98 g/kg día de proteína. Sin embargo, una ingesta de 2,3 g por kg de peso corporal al día ha mostrado reducir la pérdida de masa muscular durante periodos de ingesta de energía reducida, lo que puede ser útil en el contexto de una lesión. En algunos estudios de casos publicados en los últimos años con deportistas profesionales durante una lesión, la cantidad de proteínas que se daba es de unos 3 g/kg de peso corporal/día. Por tanto, parece importante tomar como mínimo 2,3 g/kg al día de proteína de calidad al deportista. El profesor Kevin Tipton, en 2015) recomendaba una ingesta de 2-2,5 g/kg/día en intervalos regulares, es decir, unos 20-40 g de proteína de elevada calidad.

No se puede olvidar que la calidad de la proteína es importante, y aquí es adecuado asegurar aquellas que tengan un buen contenido en leucina, aminoácido que, como ya sabes, activa la síntesis de proteínas. Intenta que la toma tenga unos 3 g de leucina.

Un tema sumamente importante es la cantidad de energía total que ingerimos. Esta cuestión está siendo especialmente sensible al cambio en los últimos tiempos. Durante la fase aguda se ha observado que existe cierto impacto de la lesión a nivel psicológico, pudiendo afectar a la conducta alimentaria (bulimia, anorexia) y la insatisfacción corporal (sentimientos negativos sobre sí mismo). En estudios realizados con bailarines profesionales, las lesiones dieron lugar a modificaciones en la ingesta nutricional, reduciendo la ingesta calórica y controlando la ingesta de alimentos con el fin de evitar el aumento de peso durante periodos de mayor inactividad. Además, se observaron pensamientos y sentimientos negativos durante los periodos de lesión y aumento de peso, pérdida de masa muscular y disminución del rendimiento específico para el baile.

Por tanto, durante la lesión, psicólogos y nutricionistas debemos trabajar de forma conjunta con el fin de evitar el progreso de este tipo de conductas y asegurar un correcto aporte de energía y nutrientes para la reparación y mantenimiento de la masa magra. Tanto excesos acusados de energía como un déficit pueden comprometer la recuperación. En el primero de los casos, un aumento de la grasa corporal puede ir acompañado de un aumento de la producción de factores proinflamatorios que conduzcan a mayor pérdida de masa muscular. Por otro lado, si tenemos un déficit de energía, esto puede comprometer la síntesis proteica muscular y, por tanto, acelerar la atrofia muscular.

Durante mucho tiempo se había pensado que, en esta fase, debido a la inmovilización o disminución de la actividad que tiene, era necesaria una reducción de la ingesta de energía. Sin embargo, en los últimos años diferentes estudios han mostrado que las necesidades energéticas no son tan reducidas durante la fase de curación combinadas con la rehabilitación diaria en fase temprana de la lesión, no recomendándose, por ejemplo, en futbolistas profesionales ingestas totales por debajo de las 2 750 kcal, con un rango apropiado entre 2 750-3 250 kcal, lo que dependerá del grado de inmovilización.

Esto es lo que vieron en un estudio de caso reciente donde se utilizó agua doblemente marcada para analizar el gasto energético en un jugador de fútbol de la Premier League lesionado con rotura de ligamento cruzado anterior. Se observó que el gasto fue de 3 188 kcal, valor que es algo menor de las 3 500 kcal reportadas en futbolistas.

En cuanto a los hidratos de carbono, aunque estos deben ser reducidos durante la fase de lesión, se ha observado que una elevada reducción de su ingesta y de energía dan lugar a una sustancial pérdida de masa corporal magra total, por lo que deberían ser finamente ajustados a la nueva situación del deportista sin conllevar una restricción elevada de su consumo.

Por último, y en cuanto a los macronutrientes, una dieta elevada en grasas saturadas puede afectar aún más a la propia acción de las proteínas sobre el músculo, aumentando la resistencia anabólica. Sin embargo, no todas las grasas tienen el mismo efecto ni deben ser consideradas iguales. Los ácidos grasos poliinsaturados omega-3 han sido estudiados debido a sus propiedades antiinflamatorias. Se sugiere algún beneficio sobre la pérdida de función muscular y la inflamación tras el daño inducido por el ejercicio. Los suplementos deben tomarse durante al menos un mínimo de dos semanas con 4-5 g/d de cápsulas de aceite de pescado (3 500 EPA y 900 DHA) para permitir aumentos detectables en la composición de lípidos PUFA muscular. En un estudio reciente se observó que la ingesta de 5 g de omega-3 suplementado durante cuatro semanas seguidas de dos semanas de inmovilización produjo una reducción significativa de la mitigación de la síntesis proteica muscular y de la pérdida del volumen de los cuádriceps. Además, el volumen del cuádriceps retornó a los valores basales a las dos semanas de la vuelta a la actividad en aquellas mujeres que se habían suplementado. Desde un punto de vista práctico, los ácidos grasos omega-3 tienen dos inconvenientes: el primero es el tiempo necesario para que se incorpore a los tejidos, lo que nos tendría que hacer prever cuándo el deportista se va a lesionar (cosa difícil), y, por otro lado, la cantidad elevada necesaria de este tipo de ácidos grasos. Por tanto, parecería adecuado incorporar omega-3 inmediatamente tras la lesión y en esa cantidad, lo que justificaría el uso de suplementos.

En cuanto a las vitaminas, cada vez es mayor la evidencia que apunta al papel que la vitamina D tiene sobre la regeneración muscular, tanto *in vitro* como *in vivo*. Es importante que los niveles de vitamina D sean superiores a 75 nmol/l, lo que es un valor que parece no ser alcanzado por la mayor parte de los deportistas, como ya vimos. La suplementación recomendada en este caso para elevar los niveles de vitamina D debe ser de 2 000 UI de vitamina D_3. Sin embargo, recuerda que esta recomendación debe ser personalizada en función de los valores previos.

Algunos suplementos como la creatina parecen ser interesantes dentro de las estrategias durante la recuperación de las lesiones. Conocemos que existe una caída importante de la creatina intramuscular (en torno al 24 %) durante los periodos de inmovilización. Sin embargo, realmente no sabemos el impacto de esta caída durante la lesión. Los estudios han mostrado que la ingesta de creatina durante la lesión (20 g día^{-1} durante 5 días, seguido de 5 g día^{-1}) disminuye la pérdida de masa muscular durante la inmovilización de miembro superior. Sin embargo, y curiosamente, este efecto no ha podido ser replicado durante la inmovilización de miembros inferiores. Aun así, debido a los efectos de la creatina en el proceso de adaptación muscular ante diferentes estímulos, podría ser interesante introducirla durante las lesiones con el fin de mejorar la recuperación y posterior retorno al deporte.

Con respecto al beta-hidroximetilbutirato (HMB), su uso es un tema controvertido y no tiene una sólida evidencia. Existen diferentes protocolos para su uso en lesiones, lo que hace que se emplee comúnmente. En un estudio de Deutz y colaboradores dieron 3 g de HMB-Ca y observaron cómo este preservaba la masa muscular durante diez días de reposo en cama en adultos mayores. No hubo diferencia con respecto a la leucina en la síntesis proteica muscular, fuerza e hipertrofia (en adultos jóvenes). Hay que tener en cuenta que este estudio no fue llevado a cabo en deportistas lesionados y, por tanto, no se conoce si este mismo resultado puede ser transferible a un deportista

No podemos olvidar que, ante una lesión muscular, dependiendo de la extensión de esta, el estrés oxidativo puede ser elevado y este puede aumentar el daño. Es importante la introducción de alimentos ricos en vitaminas, minerales y polifenoles, que ayudan a regular la cantidad de especies reactivas del oxígeno y del nitrógeno en el tejido dañado. Además, debemos evitar las deficiencias en micronutrientes debido a su papel en la recuperación de los tejidos, como la vitamina C, vitamina A o el propio zinc.

Para terminar, recuerda que el alcohol es un mal aliado de la salud siempre. Durante el periodo de lesión debe ser evitado debido a que reduce la síntesis de proteínas miofibrilares, incluso junto con la coingesta de proteínas, lo que interfiere en la recuperación. Además, el alcohol puede dar lugar a un exceso de ingesta energética dado su elevado aporte calórico por gramo (7 kcal/g), malas elecciones dietéticas y fracaso de las estrategias utilizadas durante la recuperación.

Para concluir este capítulo, te dejo unos puntos clave que pueden ayudarte a enfrentar la recuperación de una lesión:

1. Ajusta la ingesta de energía y recuerda no disminuirla abruptamente. Esto puede repercutir negativamente en la recuperación.
2. Eleva el consumo de proteínas 2-3 g por kg de peso corporal y día. Reparte las tomas en ingestas de 30-40 g cada 3-4 h. Elige fuentes de calidad como leche, huevo, pescado, legumbres y proteína de suero.
3. Los ácidos grasos poliinsaturados pueden ayudarte a una mejor recuperación. Cuidado con otras grasas de la dieta que pueden disminuir la sensibilidad del músculo a las proteínas.
4. Evita la deficiencia de micronutrientes. Vegetales, frutas y frutos secos son buenas fuentes de ellos.
5. Asegúrate de tener niveles adecuados de vitamina D.

6. Algunos suplementos pueden estar en tu caja de herramientas como ayuda, como es el caso de la creatina.
7. Evita alcohol y otros tóxicos.

17

CARL LEWIS Y LAS ENSALADAS

No sé si te suena el legendario atleta que da título a este capítulo. Carl Lewis fue nueve veces medallista olímpico y ganó diez campeonatos mundiales, por ello es considerado uno de los mejores atletas del siglo pasado. El atleta declaró que durante los Juegos Olímpicos de 1988 en Seúl empezó a explorar nuevas formas de alimentación lo que le llevó de forma gradual a adoptar una alimentación vegetariana, dando a entender que parte de su éxito deportivo y mejora de salud se debió a la progresiva adopción de este patrón dietético.

Carl Lewis ha defendido activamente este tipo de alimentación como ejemplo de cómo una alimentación basada en plantas puede perfectamente apoyar el rendimiento de un atleta de élite. Pero no es el único y, probablemente, tampoco el primer atleta que se hizo vegano. Algunas excavaciones arqueológicas han hipotetizado mediante el análisis de los huesos de antiguos gladiadores que estos eran vegetarianos. El historiador antiguo Plinio se refería a los gladiadores como *hordearii* (comedores de cebada). Pero los gladiadores no eran los únicos que basaban su dieta en plantas, sin llegar a ser una dieta vegana. Los soldados del ejército romano, los legionarios, se cree que tenían un gasto energético tremendamente elevado, lo que sería equivalente a lo que algunos atletas actuales pueden tener. Según los historiadores, un 78 % de su ingesta eran carbohidratos, principalmente trigo y cebada. Umile Giuseppe Longo y otros investigadores de la Universidad de Roma, Italia, escribían en el *Journal of Sports Sciencie and Medicine* una carta al editor que titularon «¡Los mejores atletas de la antigua Roma eran vegetarianos!». Si bien podían basar su dieta en un alto consumo de cereales como el trigo o la cebada, legumbres y otras fuentes vegetales, también introducían alimentos de origen animal.

El mundo del deporte de élite, en contra de lo que muchos piensan, está lleno de ejemplos de deportistas que han adoptado una dieta basada en plantas. Tenistas como Novak Djokovic, Venus Williams, Serena Williams, jugadores de la NBA, como Chris Paul y Diana Taurasi, jugadores de la Liga Nacional de Fútbol Americano como Derrick Morgan o boxeadores como David Haye y el legendario Mike Tyson, cuando hizo su mítico regreso a sus cincuenta y cuatro años tras diez años de realizar una DPB. Medallistas olímpicos como Rebecca Soni y Meagan Duhamel. Lewis Hamilton, seis veces campeón del mundo de Fórmula 1, también sigue una dieta basada en plantas. Arnold Schwarzenegger reconoció que no era necesario comer carne para ganar músculo, siguiendo actualmente una DBP. Para dar algo más de épica al capítulo recuerdo cuando Novak Djokovic, superó a Roger Federer, logrando su quinto título de Wimbledon. Cuando a Novak le preguntaron sobre su actuación, rápidamente aludió a cómo la dieta basada en plantas le había ayudado a aumentar la energía, la resistencia y su rendimiento en general.

THE GAME CHANGER

Seguramente hayas visto *The Game Changer*, dirigido por Louie Psihoyos y emitido en 2018 por la plataforma Netflix. El documental, que presenta testimonios de atletas, científicos y expertos de salud, respalda la idea de que la dieta basada en plantas mejora el rendimiento deportivo y la salud. Seguramente, su emisión ha tenido una gran repercusión en la adopción de muchos deportistas en este tipo de dieta. Sin embargo, y aunque, como veremos, una dieta basada en plantas bien planificada apoya el rendimiento y la salud, el documental tenía sesgos dirigidos hacia este tipo de enfoque nutricional, y una selección de artículos intencionada, lo que en ciencia se llama *cherry picking,* así como poco equilibrio a la hora de comparar los diferentes modelos de alimentación. Además, se ha planteado que la participación en la producción de James Cameron, defensor de las dietas basadas en plantas e inversor en empresas relacionadas con alimentos para vegetarianos y veganos, podría vincularse con intereses que validan algunos de los mensajes dados en el documental. Si bien estas consideraciones deben ser tenidas en cuenta, esto no invalida todo el mensaje.

UNA MANERA DE ALIMENTARSE QUE ESTÁ EN AUMENTO

Los datos muestran que la proporción de personas que declara seguir una dieta basada en plantas aumenta. Se estima que entre un 5 %-10 % de la población en los países desarrollados siguen este tipo de dieta. En España, la Encuesta Nacional de Salud de 2017, muestra que aproximadamente el 7,8 % de la población se identificaba como vegetariana en ese momento. Datos de 2023 de la consultora Lantern mostraron que un 11,8 % de la población española sigue una dieta basada en plantas, constituida mayoritariamente por flexitarianos (9 %). Aunque no existen datos precisos del número de deportistas vegetarianos, un estudio realizado durante los Juegos de la Commonwealth en Delhi estimó que el 7 % de los atletas que compitieron eran vegetarianos y el 1 % eran veganos.

Las razones que llevan a los deportistas y no deportistas a adoptar una dieta basada en plantas son múltiples, en la mayoría de los casos son el resultado de una combinación de ellas, entre las que destacan consideraciones de salud, éticas, filosóficas, religiosas, ambientales, sociales o, incluso, la propia aversión a la carne. Algunos deportistas, de forma anecdótica, apuntan que este tipo de dieta mejorara su rendimiento.

Desde el punto de vista de la salud, cada vez cuentan con mayor respaldo, sin embargo, muchos entrenadores muestran su preocupación de que los atletas no reciban la cantidad de nutrientes necesarios para soportar las necesidades que impone el ejercicio. Como ahora veremos, la correcta planificación nutricional hace que este tipo de alimentación sea perfectamente adecuada para los deportistas. Sin embargo, y como en cualquier modelo de dieta, la educación sobre la selección de alimentos es fundamental para que el resultado de la dieta sobre la salud y el rendimiento, sean adecuados. Dicho de otro modo, la calidad nutricional de una dieta basada en plantas puede ser muy pobre y negativa para la salud si esta, al igual que ocurre con una dieta omnívora, está basada en alimentos procesados pobres en nutrientes.

En la siguiente tabla se muestran los diferentes tipos de dietas basadas en plantas:

Tipos de dieta basada en plantas	
Vegana (vegetariano estricto)	Excluye el consumo de productos animales, incluidos huevos y leche. También puede excluir la miel.
Vegetarianos	Evitan todos los alimentos con carne. Se pueden consumir huevos y leche.
Lacto-vegetarianos	Incluyen leche y otros productos derivados de la leche, pero no huevos ni otros productos animales.
Ovo-vegetarianos	Incluyen huevos, pero no productos lácteos.
Lacto-ovo vegetarianos	Incluyen huevos y productos lácteos.
Flexitarianos	Se incluye el consumo ocasional de alimentos de origen animal.

La dieta vegana se extiende a opciones del estilo de vida más allá de la alimentación, implicando la eliminación de todos los productos de origen animal, incluidas la carne, aves, lácteos, mariscos, huevos, miel, gelatina o el cuajo.

¿QUÉ CONSIDERACIONES DEBEMOS TENER EN CUENTA SI ADOPTAMOS UNA DIETA BASADA EN PLANTAS?

Cubrir los requerimientos de energía de los atletas es una pieza fundamental en su salud y rendimiento. Cuando su ingesta de energía es baja, se compromete el rendimiento del atleta y se puede poner en juego su salud, disminuyendo la masa muscular u ósea, además de reducir la respuesta inmune e, incluso, tener a mayor riesgo de lesiones y fatiga durante el ejercicio. La elevada ingesta de fibra, las necesidades elevadas y, en muchas ocasiones, los horarios de los que disponen los atletas hacen que las dietas basadas en plantas puedan comprometer poder cubrir las necesidades nutricionales. Los alimentos como la fruta y las verduras, ricos en fibra, aportan poca energía y promueven la saciedad temprana, lo que puede hacer difícil que los atletas lleguen a cubrir sus requerimientos energéticos. Además, el consumo de alimentos ricos en fibra previo a la competición puede ocasionar problemas gastrointestinales durante su desarrollo, por lo que te recomiendo que antes de correr o competir, retires el consumo de este tipo de alimentos. Por otro lado, y cuando el objetivo así lo requiera, introducir alimentos con una mayor densidad en fibra puede ser favorable (por ejemplo, si se busca una mejora composición corporal). Por ello, es importante priorizar en estos casos aquellos alimentos de origen vegetal con una mayor densidad energética, como son los frutos secos, las semillas o la fruta deshidratada.

LOS CARBOHIDRATOS NO SUELEN SER UN PROBLEMA

En cuanto a la cantidad de carbohidratos, al estar muy bien representados en las DBP, resulta más alcanzable cubrir este macronutriente clave en el desempeño físico. Esto asegura que las reservas de glucógeno sean adecuadas y para así retrasar la aparición de fatiga temprana durante el ejercicio. Algunos estudios han observado que la ingesta de barritas deportivas a base de lentejas con un bajo índice glucémico antes de un partido de fútbol simulado mejoraba el rendimiento. Otros estudios mostraron mejor preservación del glucógeno muscular durante el partido simulado en comparación con una comida a base de patatas y huevos. Aun así, los estudios que emplean estas formulaciones son escasos, con resultados heterogéneos, lo que pone de manifiesto la necesidad de seguir estudiando esta área de gran interés

EL ARTE DE INGERIR LAS PROTEÍNAS ADECUADAS: LA CANTIDAD Y LA CALIDAD

Cuando se habla de dieta basada en plantas, parece que la preocupación por la proteína está presente. Algunos estudios apuntan a que las personas veganas consumen considerablemente (30 %) menos proteínas que los omnívoros. Sin embargo, alcanzar los requerimientos proteicos que necesita un deportista siguiendo una alimentación vegetariana/vegana es fácilmente alcanzable.

Tradicionalmente, la ciencia nos ha mostrado que las proteínas vegetales son de menor digestibilidad y calidad que las animales. Cuando nos referimos a la digestibilidad de una proteína, estamos indicando cuántos de los aminoácidos que componen las proteínas, al digerirlas, son absorbidos. Parece que las proteínas vegetales se absorben menos eficazmente, lo que se atribuye a algunos de los conocidos como antinutrientes. Sin embargo, cuando se evalúa la digestibilidad de fuentes proteicas de origen vegetal con algún proceso tecnológico, como el propio de las bebidas vegetales o derivados de la soja como el tofu, los cuales disminuyen la proporción de estos antinutrientes, suponen un aumento notorio de la digestibilidad proteica. En este sentido, es interesante saber que cuando nosotros despojamos de su matriz (es decir, el resto de los componentes no proteicos) a la proteína vegetal, los niveles de absorción son similares a los animales.

En cuanto a la calidad de la proteína, esta hace referencia al contenido en aminoácidos esenciales o, lo que es lo mismo, aquellos aminoácidos que debemos ingerir debido a que no somos capaces de sintetizar. De forma general, el contenido de estos aminoácidos en las proteínas vegetales es más bajo que en las de origen animal. Sin embargo, diferentes proteínas vegetales como soja, arroz integral, canola, guisante, maíz o patata tienen un elevado contenido de aminoácidos esenciales y cumplen los requisitos recomendados por la OMS/FAO/OMS. Entre los aminoácidos que componen las proteínas, la leucina resulta de especial relevancia, ya que actúa *encendiendo* la síntesis de proteínas del músculo y en el crecimiento muscular. Aunque el contenido en este aminoácido en muchas proteínas vegetales es inferior al recomendado, otras muchas como soja, canola, guisante, arroz integral y patata son superiores; incluso el porcentaje de leucina del maíz es superior al que tiene la propia proteína del suero de la leche, proteína que tradicionalmente ha sido considerada como la que tiene un mayor potencial anabólico. Sin embargo, algunos investigadores ya especulan sobre que si tenemos en cuenta que el entrenamiento sensibiliza al músculo a la acción de la leucina, quizá esto hace que sea necesaria una menor cantidad. De esta última frase te puedes llevar una gran idea: el entrenamiento es el factor primordial, mientras que la fuente de proteína, incluso cuándo tomarla, es secundario al considerar las adaptaciones al entrenamiento.

Seguro que también conoces que muchas proteínas vegetales son deficientes en uno o más aminoácidos esenciales y normalmente tienen un bajo contenido en lisina o metionina en comparación con los animales. Esto hizo catalogarlas, equivocadamente, como completas o incompletas. Si bien la composición de la proteína es importante, las diferencias existentes en la composición de aminoácidos pueden ser compensadas, al menos en parte, aumentando la cantidad de la proteína ingerida o fuente de proteína, y al mezclar o consumir diferentes fuentes vegetales a lo largo del día. Por ejemplo, sabemos que el maíz, el cáñamo, el arroz integral, la soja o los guisantes tienen un bajo contenido en lisina y/o metionina. Si combinamos maíz, cáñamo o arroz integral (bajos en lisina y altos en metionina) con guisantes o soja (bajos en metionina y altos en lisina) se genera una mezcla equilibrada de aminoácidos, lo que se conoce como complementación proteica. En este sentido, resulta importante precisar que esta complementación proteica no requiere que se realice en una misma comida, y dado que en condiciones normales se ingieren diferentes fuentes proteicas de origen vegetal a lo largo del día, esta supuesta problemática relativa a la calidad de la proteína vegetal estaría resulta. Hoy, la ciencia ha desmitificado la creencia de que si tomas suficiente proteína vegetal, tu masa muscular o tu rendimiento será peor. Por ejemplo, un metaanálisis concluyó que la fuente de proteína, animal o vegetal, no afectó a las ganancias de masa magra absoluta o fuerza muscular tras el entrenamiento, aunque hubo un mayor porcentaje de ganancia de masa muscular con la proteína animal. Un reciente artículo mostró que no existían diferencias entre la masa magra o la fuerza durante un período de entrenamiento de fuerza, mientras se consumía una dieta basada en plantas u omnívora. Hace unas semanas se publicó un artículo cuyo objetivo era ver si la ingesta de una mezcla de proteínas vegetales generaba una respuesta diferente a la proteína de suero en la síntesis de proteínas musculares tras el ejercicio. La proteína vegetal estaba constituida por guisantes, arroz integral y canola. Los resultados del estudio dirigido por el profesor Benjamin T. Wall mostraron que las proteínas vegetales estimularon la síntesis de proteínas muscular de forma similar a la proteína de suero, lo que, como indican los autores, muestra cómo las mezclas de proteínas vegetales pueden ser usadas de forma eficaz por los deportistas. Por tanto, si lo que te preocupa es que comer proteína vegetal arruinará la ganancia de masa muscular derivada del entrenamiento, estate tranquilo, los estudios muestran resultados similares. Recuerda que la evidencia científica no nos muestra que los requerimientos de proteínas de los deportistas omnívoros sean diferentes de los veganos. De esta forma, si entrenas y consumes una cantidad total diaria de proteína de aproximadamente 1,6 g por kg de peso corporal/día, esto será suficiente, siendo la fuente de proteína irrelevante.

Además, es crucial considerar que la proteína en un determinado alimento no viene sola, sino acompañada de otros nutrientes con efectos distintos en el organismo. De esta forma, múltiples estudios han constatado que desplazar el consumo de proteína de origen animal, principalmente procedente de carne roja y procesada, por proteína de fuentes vegetales, dígase legumbres, supone una reducción sustancial en el riesgo de múltiples enfermedades crónicas no transmisibles, a destacar la enfermedad cardiovascular.

Dicho esto, el primer enfoque que se debe seguir no es ir a buscar la proteína vegetal en un bote, sino revisar primero junto a él qué fuentes de proteínas vegetales podemos encontrar e, incluso, si eres vegetariano flexible, qué fuentes animales puedes introducir (leche, yogur, queso...). Algo clave para garantizar un adecuado consumo de proteínas es asegurar una ingesta suficiente de energía. Sabemos que los deportistas consumen gran cantidad de proteínas debido al alto consumo de energía de sus dietas. Si analizamos estudios con deportistas donde se ha mirado su ingesta, se puede ver claramente esta correlación: más energía consumida = más proteína consumida. Es poco probable que una proteína de menor calidad comprometa a un deportista cuando el consumo diario total es mayor a 1,6 g por kg de peso corporal. Además, cualquiera de nosotros no comemos solo un puñado de guisantes, comemos comidas formadas por diferentes alimentos y con diferentes fuentes de proteínas, lo que aporta diferentes cantidades y perfiles de aminoácidos. En el caso de que las necesidades proteicas sean muy elevadas, no podemos descartar el uso de suplementos a base de proteínas vegetales donde encontramos mezclas en polvo para hacer batidos, barritas y otros productos.

Quizá deberíamos prestar más atención a la ingesta de proteínas en los momentos donde busquemos mejoras de la composición corporal y el consumo de energía se pueda ver reducido. En este punto, podríamos destacar que consumir mayores cantidades de proteína vegetal de diferentes fuentes podría ser más importante. Para terminar este apartado, es importante eliminar el miedo infundado durante muchos años a la soja y sus isoflavonas. Hoy, los diferentes estudios en humanos no apoyan toda esa lluvia a acciones negativas que parecía desarrollar la soja en el tejido mamario, aumento de los estrógenos, descenso de la testosterona en hombres, etc. Un metaanálisis reciente muestra que no existe evidencia para clasificar a las isoflavonas como disruptores endocrinos.

En cuanto a la fibra, es conocida su importancia para la salud, sin embargo, en el contexto del rendimiento deportivo, una elevada ingesta previa a una competición en sujetos no habituados a ingestas altas puede generar problemas gastrointestinales. Además, la mayor saciedad puede hacer incurrir al deportista en una no adecuada ingesta de energía, lo que podría llevar a problemas de salud y rendimiento. Por lo tanto, es importante tener esto en consideración.

LAS GRASAS EN LAS DIETAS BASADAS EN PLANTAS

Los lípidos son un elemento fundamental de la dieta. La mayoría de los estudios concluyen que los individuos veganos consumen menos grasa total en comparación con los omnívoros. Las grasas representan un sustrato energético abundante e importante, sobre todo cuando la intensidad del ejercicio es moderada. Como vimos en el capítulo 1, los lípidos pueden acumularse en el músculo en forma de triglicéridos intramusculares, siendo una importante reserva de energía para los deportistas, sobre todo cuando estamos entrenados, ya que es más fácil movilizarlos y usarlos. Aunque los deportistas veganos consumen menos grasas que los omnívoros, se ha observado que esta menor ingesta no afecta a las reservas de los triglicéridos intramusculares. Parece que cuando la ingesta grasa se reduce al 2 % de la energía es cuando ya se producen reducciones significativas en las reservas de estos triglicéridos.

Si bien el total de grasa no parece relevante en deportistas veganos, el tipo de grasas merece especial atención. El consumo de colesterol y ácido linoleico conjugado (CLA) es menor. Esto no significa que los deportistas veganos sean deficientes en ambos, ya que ambos no son nutrientes esenciales, y en el caso del colesterol dietético, su consumo incrementa el riesgo de enfermedad cardiovascular. Otro tipo son los ácidos grasos poliinsaturados. Necesitamos consumir este tipo de grasas, en concreto el ácido linoleico (AL) y ácido α-*linolénico* (ALA), a través de la dieta, dado que no somos capaces de sintetizar la cantidad suficiente. A partir del ALA se producen los dos principales ácidos grasos omega-3, el EPA (ácido eicosapentaenoico) y el DHA (ácido docosahexaenoico). El ALA lo puedes encontrar en diferentes tipos de semillas, nueces, aceites vegetales como el de girasol, soja, tofu, maíz, mientras que el EPA y DHA fundamentalmente en pescados y mariscos. El problema se encuentra en que las DPB, sobre todo en veganos y vegetarianos, el contenido de EPA y DHA es bajo. Las concentraciones circulantes de los ácidos grasos poliinsaturados omega-3 en veganos muestran que su ingesta es menor. Además, la conversión de ALA a estos ácidos grasos es bastante ineficiente y variable, dependiendo del sexo, estado de salud, composición de la dieta, etc., incluso su síntesis puede estar afectada si el consumo de linoleico es muy elevado. Se estima que el 5 % del ALA es convertido en EPA y que el 0,5 % del ALA es convertido en DHA. Incluso, algunos estudios muestran conversiones inferiores relacionadas con las influencias de algunas hormonas o el consumo de omega-6 en la dieta. Las vías metabólicas del ALA y AL comparten enzimas, lo que hace que, si tomamos mucha cantidad de uno, se pierda la capacidad de metabolización del otro. Por ello, es conveniente reducir el consumo de aceites y margarinas y aumentar el consumo de buenas fuentes de ALA como lino, nueces o chía. Otro problema se encuentra en la biodisponibilidad de los ácidos grasos esenciales en las semillas vegetales. Algunos estudios han mostrado cómo el remojo en agua o el triturado pueden mejorar la biodisponibilidad de ALA. Por ejemplo, en un estudio se mostró cómo el remojo de las semillas de chía, elaboración conocida como pudín de chía, en agua durante 24 horas, es capaz de mejorar la extracción de los ácidos grasos omega-3, además de mejorar la relación entre omega 6 y omega-3.

Aunque las personas con alimentación vegana deben prestar atención a este tipo de grasas, no son algo excepcional. Parece que la mayoría de las personas, independiente de sus hábitos dietéticos, no cumplen con las recomendaciones de 300 a 500 mg/día de EPA+DHA, pero es probable esto se agrave si eres deportista vegano. Ahora bien, es importante considerar que en una dieta basada en plantas los beneficios antiinflamatorios vinculados a estos ácidos grasos omega-3 podrían ser compensados e incluso superados por la mayor ingesta de compuestos antioxidantes como son los polifenoles, exclusivos de los alimentos de origen vegetal.

Una solución adicional a las fuentes vegetales que contienen ALA puede ser la suplementación con omega-3 para cubrir las necesidades, si bien, a fecha de no se ha visto que tenga un beneficio específico en el rendimiento de los atletas.

MICRONUTRIENTES

Pasando al territorio micro, todos los micronutrientes, con excepción de la vitamina B_{12}, pueden encontrarse en cantidades adecuadas en una dieta basada en plantas. Sin embargo, y como ya se comentó, se debe prestar atención a hierro, zinc y calcio.

La cobalamina o vitamina B_{12} es un nutriente esencial, y como ya hemos visto, esto implica que debemos de tomarla por la dieta. Dado que solo se encuentra en alimentos de origen animal (carne, huevos, lácteos), si eres vegano o vegetariano, debes incorporarla a través de un suplemento. Es cierto que existen cantidades muy pequeñas en levaduras nutricionales o incluso puede estar presente en algunas algas como el nori y hongos. Además, también la puedes tomar a través de alimentos fortificados (bebida de soja, almendra...), pero la cantidad o la variabilidad de ella hacen necesario que debas suplementarte. La dosis diaria recomendada de vitamina B_{12} se establece actualmente en 2,4 µg/d para hombres y mujeres adultos. En estudios de cohorte se ha mostrado que el 52 % de los veganos presentan deficiencia de vitamina B_{12} y un 21 % tenía niveles bajos, aunque no eran deficientes. Tanto en población deportista como no es necesaria la suplementación con vitamina B_{12}. Es importante recalcar que debes de suplementarte con cianocobalamina, frente a otras formulaciones como son la metilcobalamina, en el caso de que tu alimentación sea vegana o vegetariana. La deficiencia de esta vitamina es muy peligrosa, dando lugar a alteraciones del sistema nervioso central, la formación de glóbulos rojos (anemia megaloblástica) y la producción deficiente de metionina (implicada en la síntesis de creatina). Es decir, afecta a tu salud y también a tu rendimiento. Sin embargo, tomar más si tienes suficiente no te hará rendir más. En un estudio publicado por Nebl y colaboradores en 2019 compararon el estado de micronutrientes de corredores recreativos omnívoros, lacto-ovo-vegetarianos y veganos. Alrededor del 80 % de cada grupo mostró niveles adecuados de vitamina B_{12} con niveles más altos en los que se suplementaban. Los autores del estudio señalan que una dieta lacto-ovo-vegetariana o vegana bien planificada, que incluya suplementación de vitamina B_{12}, puede satisfacer las necesidades de esta vitamina.

El hierro es un micronutriente fundamental para la salud y el rendimiento, ni por exceso ni por defecto es bueno. Los alimentos de origen vegetal contienen hierro, no hemo. Como recordarás, este es menos biodisponible, a lo que se le suma la interferencia que los fitatos u otras sustancias presentes en una dieta basada en plantas puede producir. Sin embargo, el consumo de hierro en una DBP puede ser adecuado y elevado. Lo que sí debemos de controlar es su biodisponibilidad y, por tanto, sería conveniente elevar el contenido de hierro de la dieta (32 mg al día para mujeres y 14 mg/ día para hombres que realizan este tipo de alimentación).

El uso de sustancias que favorecen la absorción, tales como la vitamina C, es interesante, así como técnicas de cocinado que reduzcan el contenido de estos antinutrientes como la fermentación, el remojo, la molienda o la germinación, que pueden ayudar a aumentar la absorción de este nutriente al reducir el contenido de fitatos.

Al igual que ocurre con el hierro, las fuentes vegetales de zinc son menos biodisponibles por la presencia de antinutrientes, lo que puede hacer que las necesidades sean mayores si realizas una dieta basada en plantas (50 % más de zinc). Ahora bien, como se ha comentado previamente, diferentes técnicas culinarias como el remojo, la fermentación o la cocción al vapor suponen una reducción significativa de estos antinutrientes, y con ello un aumento de la biodisponibilidad del zinc presente en dicho alimento. Tanto para el hierro como para el zinc, los alimentos fortificados también son una buena elección.

Un mineral al que, a razón de sus funciones, se le presta mucha atención es el calcio. La dosis recomendada actualmente de calcio en adultos sanos de diecinueve a cincuenta años es de 1000 mg/día. Algunos estudios apuntan a que las personas con una alimentación vegana consumen menos calcio en su dieta, lo que podría trasladarse a que la población de atletas puede estar en un mayor riesgo de deficiencia y efectos adversos derivados sobre la salud ósea. Especial atención deben prestar las deportistas con amenorrea, cuya ingesta se recomienda sea de hasta 1500 mg/día de calcio. Tradicionalmente, se ha concebido que la única forma de cubrir los requerimientos de este importante mineral es a través de la ingesta de lácteos y derivados y, por ende, una dieta exenta de tales alimentos sería inherentemente deficitaria en calcio. Sin embargo, el calcio también se encuentra en alimentos de origen vegetal como el sésamo, las almendras, en crucíferas como la coliflor, el kai choy o repollo chino, el tofu o también bebidas vegetales enriquecidas con calcio con una biodisponibilidad similar al identificado para la leche. Pero, de nuevo, los fitatos y la fibra, y sobre todo los oxalatos, son los que interfieren en su absorción en las dietas basadas en plantas. Algunos vegetales, como la col, el brócoli o la coliflor, no contienen oxalatos y son considerados una buena fuente de calcio. La suplementación con calcio también puede considerarse en forma de bicarbonato de calcio o citrato de calcio, si bien, esto debe ser recomendado por un profesional sanitario con el fin de evitar los efectos adversos que se pueden derivar de una hipercalcemia por una suplementación excesiva y que incluyen disfunción renal, cálculos renales y calcificación vascular y de tejidos blandos.

La vitamina D es un micronutriente que debemos considerar tanto en una persona que realiza una dieta basada en plantas como en un omnívoro. Como ya vimos, la deficiencia de esta vitamina es muy común, independientemente del tipo de alimentación, y el principal factor no es lo que comas, sino la deficiente e incorrecta exposición al sol. Algunos alimentos como las levaduras y los hongos son fuentes de esta vitamina. Sin embargo, las fuentes alimentarias tanto animales como vegetales son relativamente bajas en esta vitamina, lo que hace que muchos alimentos sean fortificados.

Otra vitamina que emerge en importancia es la vitamina K. De las dos formas activas, la K_1 (filoquinona) la podemos encontrar en aceite vegetales y vegetales verdes, mientras que la K_2 (menaquinona) son en su mayoría de origen bacteriano, aunque una pequeña parte (manaquinona 4) se puede formar a partir de la vitamina K_1. Por tanto, parece que sería suficiente suplir las necesidades de MK-4 con una dieta basada en plantas.

Fuentes vegetarianas de micronutrientes	
Hierro	Alubias, guisantes, lentejas, edamames, nueces, granos enteros fortificados. Consumir junto con alimentos ricos en vitamina C para mejorar su absorción (cítricos, frutos rojos, pimientos, tomates, brócoli...).
Zinc	Alubias, guisantes, lentejas, edamames, nueces, granos enteros fortificados.
Calcio	Col china, berza, col rizada, hojas de vegetales, proteínas texturizadas, yogur, queso, tofu, bebidas enriquecidas, almendras, semillas.
Vitamina D	Cereales fortificados, diferentes tipos de hongos comestibles. Exposición solar.
Yodo	Sal yodada, algas.
Vitamina B$_{12}$	Importante suplementar.
Riboflavina	Productos fortificados.

SUPLEMENTACIÓN

Los deportistas profesionales que siguen una dieta basada en plantas pueden beneficiarse del uso de algunos suplementos como la creatina o la beta alanina.

Sabemos que el contenido de creatina muscular en vegetarianos es ~12 % menor que en omnívoros, lo que les hace que tengan una mayor respuesta a la suplementación. Esto se debe a que este compuesto se encuentra disponible en alimentos de origen animal, principalmente en la carne, y en menor medida en los lácteos. No está claro si el menor contenido en creatina afecta al rendimiento, sin embargo, lo que sí parece más probado es que la suplementación con creatina puede mejorar el rendimiento y adaptación al ejercicio al aumentar el contenido de creatina intramuscular, además, teniendo en cuenta los mayores niveles de aumento que consiguen los deportistas veganos.

En cuanto a la beta-alanina, cuando la consumes se produce carnosina en tu músculo. La carnosina es un amortiguador intracelular del pH. Es decir, cuando hacemos ejercicio de elevada intensidad se sabe que el interior de nuestras células musculares se vuelve más ácido. Esto se relaciona con una mayor fatiga y, por tanto, deterioro del rendimiento. Sin embargo, nuestra fisiología tiene mecanismos que controlan el pH extracelular e intracelular. En este último caso, la carnosina ayuda a ello. Aunque producimos de forma endógena beta alanina, al estar presente fundamentalmente en alimentos de origen animal, su ingesta es mejor y el contenido de carnosina muscular en vegetarianos también. Por tanto, en algunos escenarios dentro del rendimiento deportivo puede ser interesante tomarla.

Han sido discutidas también por algunos investigadores las necesidades aumentadas de carnitina, una molécula que se encuentra en nuestras células y que interviene en el transporte de los ácidos grasos de cadena larga al interior de la mitocondria. Este compuesto, en su gran mayoría, lo obtenemos a través de la alimentación y, en concreto, de la carne. Como ocurre con la creatina, la mayor cantidad de carnitina está en el músculo, donde interviene en varios procesos vinculados al metabolismo energético. Aunque algunos estudios han indicado una menor concentración de carnitina muscular en vegetarianos en comparación con omnívoros, estos estudios no han informado de que esto pueda afectar al metabolismo energético durante el ejercicio y al rendimiento. Un estudio llevado a cabo por Novakova y colaboradores en 2016 investigó el efecto de suplementar con carnitina a deportistas vegetarianos y omnívoros sobre el contenido de carnitina y el metabolismo muscular. Aunque al comenzar el estudio los vegetarianos tenían un 10 % menos de carnitina muscular, mantuvieron sus reservas en comparación con los omnívoros. Además, la suplementación con carnitina durante doce semanas, normalizó y aumentó el contenido de carnitina muscular, pero esto no afectó ni a la función muscular ni al metabolismo energético. Aunque otros estudios con una mayor duración del tiempo de suplementación y dosis más altas han visto resultados positivos para el rendimiento, bajo mi punto de vista, el uso de esta sustancia tiene poca utilidad. La Agencia Europea de Seguridad Alimentaria sugiere que hasta 2 g/día de carnitina es segura. Sin embargo, los estudios en omnívoros muestran cambios en la carnitina muscular superiores a los 3 g/día, si bien, el estudio antes mencionado usaba dosis de 2 g/día. Aunque en periodos de tiempo inferiores a seis meses no se han visto efectos adversos de la suplementación con carnitina, la prudencia debe dirigir nuestras decisiones en salud.

Para finalizar el capítulo, recuerda que las dietas vegetarianas o veganas son seleccionadas por muchos atletas por una variedad de razones que incluyen salud, medioambiente, religión o estética corporal. Este tipo de dietas pueden ofrecer muchos beneficios descritos para la salud; sin embargo, ante la evidencia actual, no se debe decir que ofrecen una mejora en el rendimiento de los deportistas ni tampoco una disminución de este, siempre y cuando se encuentren bien planificadas. Las dietas basadas en plantas pueden satisfacer todas las necesidades energéticas y de macronutrientes, incluyendo variedad de alimentos como las frutas, las verduras, las legumbres y los cereales, entre otros. Es importante asegurar una cantidad adecuada de proteína utilizando, para ello, diferentes fuentes vegetales. Del mismo modo, resulta relevante recordar que, cuando las necesidades energéticas son elevadas y la competición se encuentra próxima, es necesario reducir el consumo de fibra de la dieta. Otros nutrientes claves a tener en cuenta, debido a la hipotética menor biodisponibilidad en los alimentos de origen vegetal, son hierro, zinc, ácidos grasos poliinsaturados de la familia omega-3 y, de forma especial, vitamina B_{12}; esta última es importante que sea suplementada. Algunos suplementos, como la creatina o la beta-alanina, pueden ser interesantes en personas que lleven este tipo de alimentación.

18

ROGER FEDERER, MORFEO Y SU CURA DE SUEÑO

Quizá hayas escuchado la expresión «caer en los brazos de Morfeo». Esta frase, que se refiere a sumergirse profundamente en el sueño, proviene de la mitología griega y hace alusión a Morfeo, el dios del sueño. Morfeo tenía el poder de hacer que los mortales soñaran, de ahí que también la morfina reciba su nombre. Más allá del mito, el sueño juega un papel crucial en el rendimiento y la recuperación de los deportistas, como lo demuestra la experiencia de Roger Federer. En 2015, Federer luchaba contra diferentes lesiones y su rendimiento parecía comprometido. Sin embargo, en 2017, con treinta y cinco años, experimentó un sorprendente resurgimiento, ganando el Open de Australia y Wimbledon. Muchos atribuyen su retorno al éxito a secretos como una recuperación adecuada, y Federer reveló que dormía entre diez y doce horas por noche. Por otro lado, Andy Murray, su colega, también destacó la importancia del sueño, mencionando que durmió doce horas antes de la final de Wimbledon y que incluía una siesta de dos horas en su rutina diaria. Otros deportistas, como LeBron James, de la NBA también reconocieron necesitar doce horas de sueño diarias. La pregunta es: ¿por qué es tan importante el sueño?

EL SUEÑO ES LA MITAD DE LA VIDA, Y LA MEJOR PARTE

Con esta frase de Johann Wolfgang Goethe que sirve como título a esta sección, puedo empezar a explicarte por qué es fundamental dormir. El sueño es un fenómeno universal presente en todos los animales, desde esponjas de mar hasta seres humanos. Aunque en algunos casos dormir puede parecer arriesgado, ya que expone a los animales a depredadores, muchas especies han desarrollado adaptaciones para protegerse mientras duermen, como el sueño unihemisférico en aves y mamíferos. Esto sugiere que el sueño es esencial y, como dijo el investigador del sueño Allan Rechtschaffen de la Universidad de Chicago, «si el sueño no cumple una función absolutamente vital, es el mayor error que la evolución haya cometido». La ciencia aún está desentrañando por qué dormimos, pero se sabe que el sueño reduce el consumo de energía en aproximadamente un 10 %, facilita la reparación de tejidos mediante la hormona de crecimiento, aumenta la síntesis de proteínas y limpia el cerebro a través del sistema glinfático. Además, la calidad del sueño influye en la plasticidad neuronal, la consolidación de la memoria y el sistema inmunitario, donde la falta de sueño puede afectar la defensa contra infecciones.

La falta de sueño también tiene efectos negativos en el apetito. La ghrelina, hormona que aumenta el hambre, se eleva, mientras que la leptina, que induce la saciedad, disminuye. Los endocannabinoides, sustancias similares a la marihuana que produce el cerebro, aumentan, incrementando las ganas de comer alimentos poco saludables. En resumen, dormir mal puede afectar negativamente la composición corporal. Además, el sueño también afecta la microbiota, mostrando algunos estudios como la alteración en el sueño puede provocar disbiosis (alteración de la composición saludable de nuestra microbiota).

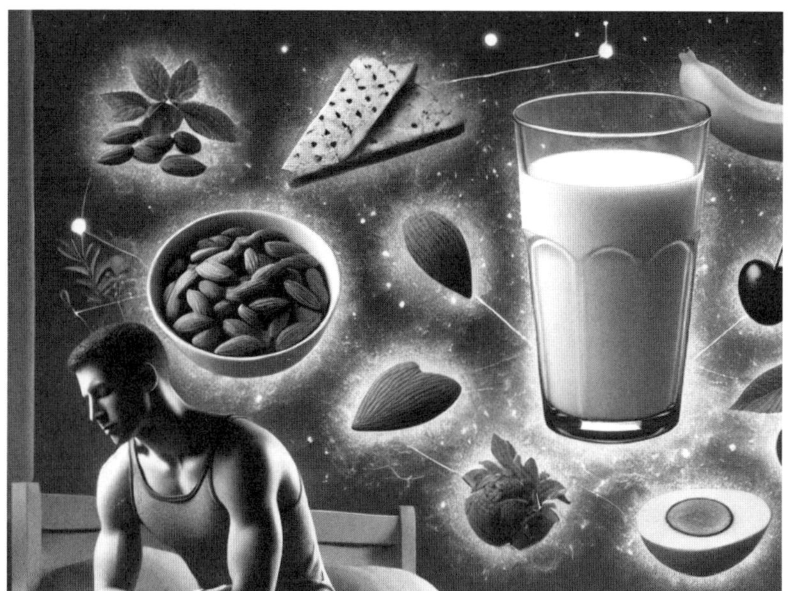

El sueño es la 5R de la recuperación. Muchos deportista no duermen bien, sobre todo, previo a las competiciones. El adoptar medidas de higiene de sueño y de alimentación, puede ser importante para favorecer un elemento tan importante como el descanso en los deportistas.

¿Cómo es el sueño de los deportistas?

Lamentablemente, los estudios muestran que los deportistas suelen dormir mal. Una investigación con deportistas olímpicos reveló que dormían menos de las 8 horas recomendadas, en concreto entre 6,5 y 6,8. Un análisis reciente del Comité Olímpico y Paralímpico de EE. UU. encontró que aproximadamente el 40 % de los atletas olímpicos y paralímpicos antes de los Juegos de Tokio 2021 tenían problemas de sueño. Estos datos son consistentes con otros estudios que muestran que entre el 40 % y el 52 % de los atletas no duermen adecuadamente.

En un estudio con 175 deportistas de diversas disciplinas, el 50 % de las mujeres atletas reportaron problemas significativos de sueño y somnolencia diurna. Existen múltiples factores que pueden afectar el sueño de los atletas, tanto relacionados con el deporte como externos. Estos factores incluyen compromisos familiares, demandas sociales, trabajo, actitudes y creencias, y características individuales como edad y género. Un estudio reciente indicó que las mujeres atletas tienden a dormir peor que los hombres. Además, los deportistas individuales suelen dormir peor que los de deportes en equipo. El ejercicio intenso en la tarde y la exposición a luz azul durante competiciones nocturnas también influyen negativamente en la calidad del sueño. La luz azul reduce la producción de melatonina, la hormona que induce el sueño.

INFLUENCIA DEL SUEÑO EN EL RENDIMIENTO Y LA SALUD DEL DEPORTISTA

El sueño es fundamental para la salud y el rendimiento deportivo. A pesar de su importancia, muchos atletas enfrentan problemas de sueño que afectan su capacidad para entrenar, recuperarse y mantener el bienestar. Un sueño insuficiente o de mala calidad puede afectar la fuerza muscular, la velocidad, y aumentar el riesgo de lesiones y conmociones cerebrales. Además, los problemas de sueño están vinculados a un mayor riesgo de ansiedad y depresión, lo que puede indirectamente aumentar el riesgo de lesiones.

El sueño también es crucial para la recuperación posterior al esfuerzo. Afecta a la liberación de hormonas, como la de crecimiento y cortisol, la inflamación y el sistema inmunitario. La falta de sueño puede dificultar la reparación muscular y la recuperación del glucógeno y la síntesis de proteínas, esenciales para el rendimiento deportivo. Además, influye en las capacidades cognitivas, como la vigilancia, el tiempo de reacción, la toma de decisiones y la memoria, que son clave para el rendimiento en el deporte.

Y LA NUTRICIÓN, ¿EN QUÉ PUEDE AYUDAR?

La nutrición puede jugar un papel importante en la mejora del sueño. Por ejemplo, diversos estudios han mostrado que ingerir carbohidratos de alto índice glucémico de dos a tres horas antes de dormir pueden mejorar el sueño al aumentar la relación triptófano/aminoácidos neutros en plasma, favoreciendo la producción de serotonina y melatonina.

La leche, rica en triptófano a través de la α-lactoalbúmina, también puede ayudar a mejorar la calidad del sueño. Los estudios con α-lactoalbúmina han demostrado que es efectiva en mejorar el sueño y reducir síntomas de depresión y ansiedad. El triptófano es un aminoácido que actúa como materia prima para la síntesis de serotonina y melatonina. Los probióticos, que pueden reducir la inflamación y mejorar la calidad del sueño, también están siendo estudiados con resultados prometedores.

Los kiwis también han entrado a la esfera del sueño en los últimos años. Su contenido en folato, melatonina, serotonina y antioxidantes pueden estar detrás de algunos resultados positivos que se han señalado en algunos estudios con relación al sueño. Recientemente, un estudio mostró que la ingesta de dos kiwis una hora antes de acostarse podría ser una intervención basada en alimentos como potencial para promover el sueño y la recuperación en deportistas.

Algunos otros nutracéuticos pueden ser considerados. Por ejemplo, la L-teanina es un aminoácido no proteinogénico de origen natural que se encuentra principalmente en la planta del té (*Camellia sinensis*) y que cruza la barrera hematoencefálica. Parece que la toma de 200 mg de este aminoácido puede ayudar a mejorar el sueño. El magnesio, la cereza ácida o la propia glicina son alguno de estos compuestos.

En cuanto a la suplementación con melatonina, las dosis investigadas en humanos son muy heterogéneas. Un reciente artículo mostraba que las dosis recomendadas en humanos (de 3 a 20 mg) pueden ejercer diferentes efectos beneficiosos en deportistas. Sin embargo, si tu problema es el sueño, te aconsejo antes de suplementar que sea un especialista quien pueda hacer un abordaje integral del problema. Actualmente, la Sleep Foundation recomienda para adultos una dosis que va entre 0,2 a 5 mg

60 minutos antes de acostarse. Insisto, antes de tomar nada, que sea un profesional sanitario quien te lo prescriba.

La cafeína, aunque puede mejorar el rendimiento, puede afectar negativamente el sueño si se consume en exceso o cerca de la hora de acostarse. En una revisión sistemática y metaanálisis reciente se mostró cómo la toma de cafeína disminuye el tiempo total de sueño en cuarenta y cinco minutos y la eficiencia un 7 %, aumenta la latencia un 9 % y también los despertares tras el inicio del sueño. Los investigadores recomiendan como mínimo tomar café (unos 107 mg de cafeína en 250 ml de café) unas 8,8 horas antes de acostarse o, en el caso de suplementos de cafeína (unos 217,5 mg), unas 13,3 horas antes de ir a dormir.

El alcohol es otro enemigo del sueño. Aunque muchas personas piensan que lo mejora, en realidad es un importante fragmentador, ya que genera fatiga al día siguiente, disminución de la memoria de trabajo y del rendimiento cognitivo. Aunque parezca extraño, muchos deportistas terminan el evento deportivo y celebran o ahogan las penas del partido con alcohol. Por ejemplo, un estudio mostró que el 66 % de los jugadores de fútbol en un equipo profesional italiano eran bebedores regulares de bebidas alcohólicas.

RECOMENDACIONES NUTRICIONALES PARA MEJORAR EL SUEÑO

1. Consumir una dieta rica en fibra, cereales integrales, frutas y verduras.
2. Comer carbohidratos de alto índice glucémico dos a cuatro horas antes de acostarse.
3. Incorporar jugo de cereza agria a la rutina diaria, especialmente antes de competiciones nocturnas.
4. Consumir 20-40 g de proteína rica en triptófano, como proteína de suero enriquecida con α-lactoalbúmina, dos horas antes de acostarse.
5. Comer kiwi una hora antes de acostarse.

6. Tomar 3 g de glicina antes de acostarse para mejorar la calidad del sueño.
7. Evitar cafeína, alcohol y una ingesta excesiva de líquidos antes de dormir.

El sueño es, sin lugar a dudas, un pilar fundamental para la salud y el rendimiento deportivo, y su importancia no debe ser subestimada. A lo largo de este capítulo, hemos explorado cómo el sueño afecta a los atletas en múltiples dimensiones, desde la capacidad de recuperación y el rendimiento físico hasta la salud mental y el bienestar general.

El sueño no es un lujo, sino una necesidad biológica esencial. Su papel en la reducción del consumo de energía, la reparación de tejidos, la consolidación de la memoria y la optimización del sistema inmunitario subraya su importancia en todos los aspectos de la salud y el rendimiento. Sin un sueño adecuado, los atletas enfrentan dificultades en la recuperación física, tienen mayor riesgo de sufrir lesiones y pueden experimentar una disminución del rendimiento.

Además, el impacto del sueño en el rendimiento deportivo es profundo. La calidad del sueño afecta directamente la capacidad de un atleta para entrenar, recuperarse y competir. La falta de sueño puede llevar a una disminución en la fuerza muscular, la velocidad y la capacidad de recuperación, así como a un mayor riesgo de lesiones y una reducción en el rendimiento cognitivo. Los atletas que sufren de insomnio o alteraciones en el sueño tienen más probabilidades de experimentar fatiga, somnolencia diurna y una recuperación inadecuada.

Diversos factores influyen en la calidad del sueño de los deportistas, desde compromisos sociales y familiares hasta el estrés competitivo y los horarios irregulares. La exposición a la luz azul y el ejercicio intenso cerca de la hora de dormir también pueden interferir con un sueño reparador. Es crucial que los atletas reconozcan estos desafíos y trabajen para mitigar su impacto en la calidad del sueño.

La nutrición desempeña un papel significativo en la regulación del sueño. La ingesta de carbohidratos de alto índice glucémico antes de acostarse, el consumo de α-lactoalbúmina y la incorporación de ciertos alimentos como el kiwi y el zumo de cereza agria pueden mejorar la calidad del sueño. Implementar prácticas de higiene del sueño y regular el consumo de cafeína también son estrategias efectivas para optimizar el descanso nocturno.

Para maximizar el rendimiento y la recuperación, los atletas deben priorizar un sueño de calidad como parte integral de su régimen de entrenamiento. Esto incluye ajustar la dieta y los horarios de sueño, desarrollar una rutina consistente y adoptar hábitos que promuevan un descanso reparador.

En resumen, el sueño es una herramienta poderosa en el arsenal de un atleta, y comprender cómo optimizarlo puede marcar la diferencia entre el éxito y la mediocridad en el deporte. Al reconocer la importancia del sueño y adoptar estrategias efectivas para mejorar su calidad, los atletas pueden alcanzar su máximo potencial y mantener un rendimiento óptimo en todas las áreas de su vida.

19

GABRIELA ANDERSEN-SCHIESS Y LA MARATÓN DE LOS ÁNGELES 1984

En los Juegos Olímpicos de Los Ángeles de 1984, tuvo lugar un hito en la historia del deporte: la inclusión por primera vez de la maratón femenina en el programa olímpico. La maratonista suiza Gabriela Andersen-Schises fue una de las atletas que participó en esta histórica carrera y lo que sucedió en los momentos finales de su participación se convertiría en una leyenda del deporte.

La temperatura ambiente era sofocante, de unos 30 °C, y la humedad hacía que el esfuerzo físico fuera aún más agotador. A lo largo del recorrido, Gabriela, como todos los corredores, dependía de los puntos de hidratación para mantener su cuerpo funcionando a pleno rendimiento. Sin embargo, en la fase final del maratón, Gabriela no pasó por la última estación de agua, y quedó privada de ese vital recurso en los kilómetros más duros.

Cuando entró al estadio olímpico para completar la última vuelta, su estado era alarmante. Estaba gravemente deshidratada, desorientada y con signos claros de agotamiento extremo. Su cuerpo se tambaleaba, inclinándose hacia la izquierda, un síntoma de golpe de calor. A pesar de todo, Gabriela rechazó la ayuda médica que la hubiera obligado a retirarse, y con una fuerza de voluntad sobrehumana, luchó hasta cruzar la línea de meta, completando la maratón en 2 horas, 48 minutos y 42 segundos. Terminó en la posición 37, pero su historia quedó grabada en la memoria de todos los presentes y se convirtió en un ejemplo del poder de la mente y el cuerpo humano.

EL DESAFÍO DEL CALOR Y LA HIDRATACIÓN EN EL DEPORTE

Los Juegos Olímpicos y otros grandes eventos deportivos a menudo se celebran en condiciones climáticas extremas. Temperaturas elevadas y mucha humedad son desafíos comunes para los atletas, quienes deben lidiar con el esfuerzo físico y el estrés que las condiciones ambientales imponen sobre sus cuerpos.

El caso de Gabriela Andersen-Schiess es un claro recordatorio de la importancia de la hidratación en el deporte. Los seres humanos dependemos del agua para sobrevivir y, durante el ejercicio, este recurso es esencial para mantener el rendimiento y prevenir problemas graves como el golpe de calor. Este capítulo explorará cómo el cuerpo humano maneja la temperatura durante el ejercicio, la función vital del agua en nuestro organismo, y cómo el clima extremo, como el que enfrentó Gabriela en Los Ángeles, puede desafiar nuestra capacidad de mantenernos a salvo.

SOMOS AGUA

El agua es la esencia de la vida, representando entre el 50 % y el 60 % de nuestro peso corporal. Sin embargo, no todos nuestros tejidos contienen la misma cantidad de agua. El tejido adiposo, por ejemplo, solo contiene un 5 % de agua, mientras que otros, como los músculos, son mucho más ricos en este recurso vital. La cantidad de agua en el cuerpo varía entre hombres y mujeres, y también cambia con la edad.

¿Por qué es tan importante el agua? Estas son algunas de sus funciones fundamentales:

• Actúa como solvente químico.
• Es un sustrato en muchas reacciones químicas del cuerpo.
• Transporta sustancias esenciales.
• Absorbe el calor, desempeñando un papel clave en la termorregulación.
• Sirve como lubricante para los tejidos.
• Es un componente estructural esencial.
• A lo largo del día, perdemos una cantidad significativa de agua de manera natural a través de varias vías:
• Orina: entre 1 y 2 litros.
• Heces: aproximadamente 200 mililitros.
• Respiración: entre 250 y 400 mililitros.
• Transpiración: entre 450 y 500 mililitros.

En total, una persona sedentaria puede perder entre dos y tres litros de agua al día. Esta cantidad puede variar dependiendo de la dieta, las condiciones ambientales y el nivel de actividad física. Afortunadamente, nuestro cuerpo tiene la capacidad de equilibrar estas pérdidas a través de la ingesta de líquidos y alimentos.

El récord de temperatura en la tierra

Para comprender mejor la importancia de la termorregulación en el cuerpo humano, es útil considerar el contexto global. En el verano de 2023, el hemisferio norte vivió las temperaturas más altas jamás registradas. Según la Organización Mundial de la Salud (OMS), el calor extremo es uno de los riesgos naturales más peligrosos para los seres humanos, especialmente con el cambio climático impulsando estos eventos. Desde 1990, la temperatura promedio del planeta ha aumentado en aproximadamente 1,1 °C, y se espera que siga aumentando entre 1,4 °C y 4,4 °C para finales de siglo. Las olas de calor cada vez más frecuentes son solo una de las manifestaciones de este cambio.

La estufa interior: el calor que generamos al hacer ejercicio

Los seres humanos somos animales endotermos, lo que significa que generamos nuestro propio calor, a diferencia de los reptiles que dependen del sol para calentarse. Durante el ejercicio, esta capacidad de generar calor aumenta drásticamente. Por cada litro de oxígeno que consumimos, producimos aproximadamente 16 kJ (4 kcal) de calor. Desafortunadamente, nuestro cuerpo no es muy eficiente en convertir esta energía en trabajo mecánico, lo que significa que la mayor parte se pierde como calor.

En reposo, generamos unos 70 vatios de calor. Sin embargo, durante el ejercicio intenso, esta cifra puede elevarse hasta los 1 000. Cuanto más intensa sea la actividad física, más calor producimos, incluso en condiciones frescas.

El calor externo: un desafío adicional

Además del calor que generamos internamente, también debemos enfrentar el calor externo. La capacidad de nuestro cuerpo para lidiar con el calor depende de varios factores, incluidos la temperatura ambiente, la radiación solar, la humedad relativa y la velocidad del aire. Estos factores, junto con la duración de la exposición y características individuales como la edad, el sexo y el estado físico, determinan cómo nuestro cuerpo responde.

Es importante destacar que ciertas poblaciones, como los niños y los ancianos, son más vulnerables a los efectos del calor. Sin embargo, la actividad física regular y una buena condición aeróbica pueden mejorar nuestra capacidad para enfrentar estas condiciones adversas.

Cómo el cuerpo mantiene la temperatura

Los seres humanos somos homeotermos, lo que significa que nuestro cuerpo regula activamente su temperatura central, generalmente en torno a los 37 °C. Esta temperatura varía ligeramente a lo largo del día y en función del ciclo menstrual en las mujeres. A través de diversos mecanismos, nuestro cuerpo mantiene la temperatura dentro de un rango seguro. La mayoría de las personas pueden tolerar temperaturas corporales de hasta 39 °C sin problemas graves, pero si la temperatura sigue aumentando, los riesgos aumentan drásticamente. Si llegamos a los 42 °C, la vida está en peligro.

NUESTRO SISTEMA DE REFRIGERACIÓN: LA SUDORACIÓN

La sudoración es nuestro sistema de refrigeración más eficiente. A través del sudor, nuestro cuerpo elimina el calor acumulado durante el ejercicio. La evaporación del sudor en la piel es la clave para enfriar nuestro cuerpo. Cuando el sudor se convierte en vapor, se disipan alrededor de 2,426 J de calor por cada gramo de sudor. La tasa de sudoración varía entre individuos y depende de la intensidad del ejercicio, la forma física y las condiciones ambientales, oscilando entre 0,2 y 3 litros por hora.

Sin embargo, hay que tener en cuenta que, aunque sudar nos ayuda a mantenernos frescos, también provoca la pérdida de agua y electrolitos, como sodio y cloruro. Si no reponemos estos elementos, el cuerpo comienza a funcionar de manera ineficiente, lo que afecta negativamente el rendimiento y la salud.

EL DESAFÍO DE LA HIDRATACIÓN

Durante eventos deportivos prolongados, mantener un nivel adecuado de hidratación es esencial para evitar la deshidratación, que afecta negativamente el rendimiento físico y cognitivo. Los estudios han demostrado que una pérdida del 2 % del peso corporal por deshidratación puede reducir significativamente el rendimiento en deportes de resistencia. Además, la deshidratación incrementa la temperatura corporal, afecta la función cardiovascular y metabólica y aumenta el riesgo de enfermedades relacionadas con el calor, como el golpe de calor.

Es importante que los deportistas se hidraten antes, durante y después de la actividad física. Durante el ejercicio, la ingesta de líquidos debe ser suficiente para evitar una pérdida de más del 2 % del peso corporal. Tras el ejercicio, se recomienda consumir entre un 125 % y un 150 % del peso perdido en forma de líquidos para asegurar una hidratación adecuada.

ALGO MÁS QUE UNA GOTA SALADA

Cuando hablamos de sudor, generalmente lo asociamos con agua, pero en realidad contiene mucho más. El sudor producido por las glándulas ecrinas está compuesto principalmente de agua salada, aunque no es lo único presente en cada gota. Al observar la estructura de la glándula, vemos que la parte de la base de la glándula, espirada en forma de trompeta, está rodeada de líquido extracelular, cuya composición es similar a la de la sangre. Además de sodio y cloruro (presentes también en la sal de mesa), el sudor contiene una mezcla de sustancias como potasio, calcio, magnesio, hierro, vitaminas, glucosa, lactato, amoníaco, urea, bicarbonato, aminoácidos, citoquinas y cortisol.

La concentración de iones como sodio, potasio, cloro, calcio y magnesio es diferente en la sangre y en el interior de las células. El sodio es el ion extracelular principal, mientras que el potasio es el más abundante dentro de las células. Estos iones se intercambian de manera rápida entre la sangre y el líquido intersticial, lo que hace que la composición del sudor se asemeje a la de la sangre.

Al iniciar el ejercicio, las glándulas sudoríparas se activan y los iones del líquido extracelular comienzan a pasar a la glándula. Al principio, la composición del sudor es similar a la del líquido intersticial, pero a medida que avanza por la glándula, los canales iónicos reabsorben principalmente sodio y cloruro para evitar su pérdida excesiva. Este mecanismo también se adapta al calor, reduciendo la excreción de sodio en personas aclimatadas.

Composición de la sangre y el sudor:

Sangre
- Sodio: 135-145 mmol/L
- Cloruro: 95-110 mmol/L
- Potasio: 2,5-5,5 mmol/L
- Calcio: < 1,5 mmol/L
- Magnesio: < 1 mmol/L

Sudor
- Sodio: 20-80 mmol/l (460-1840 mg/L)
- Cloruro: 20-60 mmol/l (760-2100 mg/L)
- Potasio: 2,5-4,5 mmol/l (98-175 mg/L)
- Calcio: < 1,5 mmol/l (< 60 mg/L)
- Magnesio: < 1 mmol/l (< 24 mg/L)

La tasa de sudoración y la aclimatación al calor son factores clave que influyen en la cantidad de sodio y cloruro que perdemos a través del sudor. Es esencial personalizar la reposición de sodio en función de estas variaciones.

ADAPTACIÓN AL CALOR

Para preparar a los deportistas ante competiciones en ambientes calurosos es fundamental que se aclimaten al calor. Esto se logra exponiéndolos repetidamente a altas temperaturas mientras hacen ejercicio, lo que aumenta tanto la sudoración como la temperatura corporal. Se recomienda que los atletas entrenen en ambientes similares al de la competición durante siete a catorce días, ya que este es el tiempo óptimo para que el cuerpo se aclimate.

TERMORREGULACIÓN Y LA IMPORTANCIA DE LA HIDRATACIÓN

Los seres humanos somos casi únicos en nuestra capacidad para regular la temperatura mediante la sudoración, lo que nos hace excelentes en deportes de resistencia. Sin embargo, esta ventaja tiene un coste: la deshidratación. Cuando sudamos, como dijimos anteriormente, perdemos agua y electrolitos, lo que puede afectar negativamente el rendimiento físico y mental si no se repone adecuadamente. Una pérdida del 2 % del peso corporal debido a la deshidratación puede deteriorar el rendimiento, aumentar la fatiga y elevar la temperatura corporal.

La hidratación adecuada antes, durante y después del ejercicio es crucial para prevenir estos problemas y mantener un equilibrio adecuado de sodio, cloruro y otros electrolitos en el cuerpo.

INGESTA DE LÍQUIDOS DURANTE EL EJERCICIO

La hidratación debe ajustarse a las necesidades individuales de cada atleta, dependiendo de su tasa de sudoración y las condiciones de la competición. La recomendación general es evitar una pérdida superior al 2 % del peso corporal. También es importante evitar la sobrehidratación, que puede ser tan peligrosa como la deshidratación.

La composición de las bebidas deportivas, que suelen incluir entre 6-8 % de carbohidratos y entre 10-25 mmol/L de sodio, está diseñada para ser tolerada y efectiva durante el ejercicio. Sin embargo, la cantidad de sodio necesaria varía entre los individuos, por lo que se debe adaptar la estrategia de ingesta de electrolitos a cada deportista.

LA TERCERA R: REHIDRATACIÓN

Cuando hablamos de las «R» de la recuperación, probablemente te haya sorprendido no ver la rehidratación. Ahora es el momento. Tras el ejercicio, los deportistas suelen estar hipohidratados, lo que hace crucial reponer los líquidos perdidos para restaurar la función fisiológica y estar listos para el siguiente evento o entrenamiento.

La rehidratación tras el ejercicio requiere consumir al menos el 150 % del déficit de líquidos inducido por la actividad, lo que equivale aproximadamente a 1,5 l por cada kilo de masa corporal perdida. Si hay poco tiempo de recuperación entre sesiones (4-6 horas), es posible que se necesite más líquido para cubrir otras necesidades diarias. Además, beber líquidos hipotónicos puede aumentar la diuresis, reduciendo la eficacia de la rehidratación. Por lo tanto, se recomienda beber lentamente entre eventos para evitar la sobrehidratación y el riesgo de hiponatremia.

LA IMPORTANCIA DEL SODIO EN LA REHIDRATACIÓN

El contenido de sodio en las bebidas de rehidratación es crucial. Algunos estudios han demostrado que el sodio mejora la hidratación al aumentar su concentración en sangre, lo que reduce la pérdida de líquidos a través de la orina. Cuanto menos sodio tenga la bebida, más orina se producirá. Se recomienda un contenido de sodio de 50-60 mmol/l para maximizar la rehidratación. Sin embargo, debido a que el cloruro de sodio puede afectar el sabor de la bebida y reducir su consumo, una buena estrategia es combinar bebidas con menor cantidad de sodio (20-30 mmol/l) junto con alimentos salados. Como la concentración de sodio varía entre individuos, lo ideal sería personalizar la ingesta, aunque todavía falta más investigación al respecto.

EL ÍNDICE DE HIDRATACIÓN DE LAS BEBIDAS

No todas las bebidas actúan igual en la retención de fluidos. El índice de hidratación de una bebida mide su capacidad para retener líquidos en el cuerpo. Algunas bebidas, como la leche (entera o desnatada), la bebida de soja y las soluciones de rehidratación oral, superan al agua en su capacidad de hidratación. Las bebidas que contienen proteínas o carbohidratos (como las de carbohidratos al 10-12 %) favorecen la resíntesis de glucógeno y la adaptación muscular, lo que también mejora la retención de líquidos.

Por otro lado, bebidas como té, café o cerveza (con menos de un 4 % de alcohol) tienen un índice de hidratación similar al agua, pero aquellas con más de un 4 % de alcohol presentan una retención inferior e incluso puede aumentar la deshidratación.

El caso de Cynthia Lucero y los peligros del exceso de agua

Cynthia Lucero, una joven psicóloga ecuatoriana y experimentada maratonista, murió durante la maratón de Boston debido a hiponatremia. A lo largo de la carrera, Cynthia sudaba mucho y, aunque bebía agua regularmente, no reponía el sodio perdido, lo que hizo que sus niveles en sangre bajaran peligrosamente. En el kilómetro 35, Cynthia se desmayó y, a pesar de recibir atención médica, murió al día siguiente.

Este caso resalta el peligro de la hiponatremia, lo que ha llevado a muchos atletas a interesarse en productos comerciales de sodio o pruebas de sudoración. No obstante, la evidencia sobre la necesidad de reponer sodio durante el ejercicio es limitada, especialmente en competiciones de ultrarresistencia. Algunos estudios sugieren que las reservas endógenas de sodio pueden ayudar a mantener los niveles durante esfuerzos prolongados, aunque se necesitan más estudios para confirmar esto.

Las bebidas deportivas suelen contener sodio (20-25 mmol/l), lo que se asume suficiente para reponer las pérdidas de sudor. Sin embargo, la evidencia científica que respalda el beneficio de añadir sodio durante el ejercicio es escasa. Una revisión de 2018 realizada por los doctores McCubbin y Cotter concluyó que la ingesta de sodio durante el ejercicio no mejora significativamente el rendimiento, en comparación con una adecuada hidratación y consumo de carbohidratos.

Estrategias previas de hiperhidratación

Algunas estrategias de hiperhidratación incluyen la ingesta elevada de agua (igual o mayor a 10 ml/kg de peso corporal) junto con un agente osmóticamente activo, como el glicerol, para evitar el aumento de la diuresis. Aunque estas estrategias requieren más investigación, pueden ser útiles en determinadas circunstancias.

Cómo saber si estamos bien hidratados

Existen varias formas de evaluar la hidratación de un deportista, desde tecnología avanzada hasta métodos más simples y accesibles. La pérdida total de sudor puede calcularse con esta fórmula:

Pérdida total de sudor = masa corporal inicial - masa corporal final + líquido ingerido - orina

Se asume que 1 kg de masa corporal perdida equivale a 1 litro de sudor. Utilizar una balanza de precisión y pesarse con la menor cantidad de ropa posible, o incluso desnudo, después de secarse bien, es clave para obtener resultados precisos.

Los marcadores de orina, como la gravedad específica (entre 1 001-1 040) y la osmolalidad (entre 50-1 200 mosmol/kg), también proporcionan información útil. Si estos valores superan los límites recomendados, el deportista podría estar deshidratado. Además, se pueden usar escalas de color de la orina validadas para evaluar el estado de hidratación. Estas escalas van desde el amarillo pálido hasta el marrón, indicando desde hiperhidratación hasta hipohidratación.

20

LEBRON JAMES Y UN PARTIDO
QUE NUNCA OLVIDARÁ

No sé si recuerdas la final de la NBA de 2014; la estrella de los Miami Heat LeBron James vivió una experiencia que merece la pena recordar. Durante el primer juego de la final, que se disputó en San Antonio, Texas, el aire acondicionado se estropeó y la temperatura del estadio comenzó a aumentar por encima de 32 °C. El calor y la humedad se hacían insoportables. En aquel momento, tanto para los jugadores como para la afición, lo más importante no era el calor, sino ganar el partido. Durante el juego, la estrella de la NBA comenzó a sufrir calambres musculares en sus piernas. El jugador no se podía creer lo que estaba pasando; y lo peor, no se lo podía permitir, su equipo iba perdiendo por cuatro puntos. De repente, LeBron hizo magia, cruzó a Boris Diaw, tomó la pelota, giró a la izquierda, cruzó la pelota a la derecha, se fue hacia la canasta, hizo una bandeja y metió la pelota en el aro, dos puntos que subieron al marcador. Lo que pasó después siempre será recordado. El jugador más famoso del mundo aterrizó en la línea de fondo y quedó allí postrado. No podía moverse, un nuevo calambre lo dejó paralizado. Finalmente, tuvo que abandonar la cancha.

Lo que le pasó a LeBron James seguro que alguna vez te ha pasado a ti e, incluso, habrás visto frecuentemente a otros deportistas pasando por lo mismo. Sin ir más lejos, si te gusta el tenis y viste a Rafa Nadal, habrás visto en algún partido que sus manos y sus dedos quedaban agarrotados por un calambre muscular.

Más allá de lo anecdótico, los datos nos muestran cómo los calambres musculares asociados al ejercicio ocurren en un 40-70 % de los deportistas. En el caso de maratonianos, triatletas, ciclistas o en deportes como el fútbol americano y el rugby parecen ser más frecuentes. Antes de sumergirnos en la ciencia que hay detrás de los calambres que se producen durante la práctica deportiva me gustaría que supieras cómo los define uno de los investigadores más pródigos en el tema, Kevin Miller, profesor de la Universidad Central de Míchigan, al cual agradezco en estas líneas por ayudarme a escribir este capítulo aportándome algunas ideas fruto de su trabajo y experiencia en este tema. Miller los define como «contracción involuntaria y dolorosa del músculo esquelético que ocurre durante o inmediatamente después del ejercicio».

La duración de esta desagradable sensación va desde segundos hasta minutos y suele afectar normalmente a músculos como las piernas y las pantorrillas. Como es obvio, aunque los calambres musculares no te mataran, sí que pueden perjudicar tu rendimiento.

Ahora sí, vamos a entender los calambres en el deportista.

MINEROS Y NEUROCIENTÍFICOS

Por qué aparecen los calambres musculares trae a la ciencia de cabeza desde hace ya más de cien años. La primera aproximación al problema vino de las observaciones que se llevaron a cabo a principios del siglo pasado en las minas de carbón, lugares donde los hombres estaban sometidos a trabajos muy duros y a condiciones de temperatura extremas. Aquí, los calambres en los músculos de los trabajadores eran frecuentes. Los investigadores los atribuyeron a las altas temperaturas, los duros esfuerzos y las elevadas pérdidas de sudor y sales; estas pérdidas se veían favorecidas por la alta ingesta de líquidos de los mineros. Como curiosidad, los documentos científicos de la época narran que en algunos casos de calambres eran necesarios hasta media docena de hombres para sujetar a la «víctima» y enderezarle la extremidad.

Una ingesta excesiva de agua parecía que aumentaba la pérdida de líquidos corporales y sales mediante el sudor. Esto hizo que los investigadores decidieran añadirle sal, lo que se tradujo en una disminución de la frecuencia de aparición de los calambres. Comprenderás que esta historia continuó y hoy se especula con que una de las posibles causas de la aparición de calambres musculares durante el ejercicio se debe a una pérdida elevada de sales (sobre todo sodio) por el sudor y a la deshidratación. Aunque es cierto que esto se ha visto en personas que tienen grandes pérdidas de sal en su sudor, en el resto de los deportistas, incluso con elevadas pérdidas de sodio, no se ha podido comprobar que padezcan un mayor número de calambres musculares. Quizá, podríamos decir que algunos deportistas, como ocurre en aquellos que practican fútbol americano, en condiciones de elevadas temperaturas y esfuerzo, junto con sus características individuales de sudoración, pueden ser más propensos a los calambres musculares inducidos por el ejercicio. Sin embargo, hay razones para pensar que esta hipótesis no es válida, al menos en parte, para justificar su aparición.

La otra hipótesis que la ciencia ofrece a por qué puedes sufrir incómodos calambres durante el ejercicio se la debemos al médico del deporte Daniel Schellnus, de la Universidad de Ciudad del Cabo en Sudáfrica. Propuesta en 1997 y actualizada en 2009, se conoce como teoría del control neuromuscular alterado. En ella se sugiere que la fatiga y otros factores de riesgo contribuyen a una vía fisiopatológica común que da lugar a un desequilibrio entre los estímulos excitadores e inhibidores con respecto a las motoneuronas α. Para explicarte en qué consiste esta teoría, imagínate a tu músculo estirándose como una goma; llegado un límite, si este estiramiento no se controlara, podríamos romperlo. Para ello, tus músculos tienen una estructura conocida como huso muscular, una especie de dispositivo biológico de alarma para evitar que un estiramiento excesivo se convierta en lesión. Si se llega a un límite, este sensor se activa y el músculo se contrae. Además, nuestro músculo tiene otro extra de seguridad que nos lleva al mecanismo contrario. Este sistema «antagónico» se sitúa en los tendones y se conoce como órgano tendinoso de Golgi (OTG). El OTG actúa cuando el músculo se contrae en exceso, produciendo su relajación. Si has seguido la explicación, durante una contractura muscular algo tiene que pasar en este «dispositivo» que haga que no se relaje tu músculo y quede contraído un tiempo. Es como si le dieras al pulsador del grifo y este quedara metido sin volver a subir. Ambos sistemas parecen estar afectados y están involucrados en la aparición de calambres. Por un lado, el huso muscular se queda «pillado» y, por lo tanto, el músculo se contrae y, por otro, la señal que nace de los tendones y que debe relajar al músculo no funciona. En resumen, la intensidad de ejercicio elevada, la fatiga acumulada al final de una competición o el duro entrenamiento parecen dejar temporalmente encendido el interruptor que contrae tu músculo. Quizá los calambres sean una señal extrema de fatiga antes de sufrir una lesión mayor.

Sin embargo, esta teoría por sí sola también tiene sus limitaciones. Hoy consideramos los calambres musculares como algo multifactorial o, como dicen los profesores Schewllus y Hoffman, una historia con múltiples complejidades. La fatiga, el calor, el daño muscular, el sueño, tu estado de entrenamiento, incluso tu edad, afectan a la aparición de los calambres.

¿POR QUÉ TOMAN JUGO DE PEPINILLOS LOS DEPORTISTAS?

Ahora seguro que viene la parte que estabas esperando: ¿qué puedo hacer para solventar la aparición de calambres musculares durante el ejercicio?

Son varios los remedios nutricionales que en los últimos años se venden en diferentes medios para prevenir o reducir los calambres. El más conocido es comer plátanos debido a su alto contenido en minerales, sobre todo potasio. Los plátanos, como toda la fruta, son muy saludables y recomendables, pero necesitarías tres plátanos y unos treinta minutos para que el potasio contenido en ellos aumentara en tu sangre; por tanto, esto sería una solución algo lenta si en plena competición te aparece un calambre. Algunos también han probado la mostaza, pero al igual que con el plátano, haría falta mucha cantidad (unos treinta paquetes) para ver cambios en los electrolitos en sangre 60 minutos después de tomarla.

El magnesio siempre ha estado de moda frente a los calambres, pero debes saber que una revisión científica publicada sobre los beneficios de la suplementación con magnesio y los calambres musculares no indicó un beneficio clínicamente significativo, es decir, que es poco probable que el magnesio evite los calambres inducidos por el ejercicio.

Lo que sí parece ser eficaz es ingerir suficientes hidratos de carbono durante el ejercicio, ya que esto hará que se retrase la aparición de fatiga y, con ello, la posibilidad de que se produzcan calambres.

No obstante, quizá lo más popular en los últimos años ha sido el jugo de pepinillos. Seguro que habrás visto en la prensa deportiva a jugadores de fútbol enjuagando su boca y escupiendo este jugo ácido de pepinillos o, en el mejor de los casos, un preparado comercial para deportistas con este fin. Según algunos estudios, enjuagar la boca con 80 ml de jugo de pepinillos hace un 37 % más rápido el tiempo de duración de los calambres en comparación con el agua y un 45 % más rápido que no beber nada. Sin embargo, como podrás deducir, si enjuagamos la boca no se absorben de forma efectiva los electrolitos, entonces ¿a qué puede deberse su efecto?

Fue durante un paseo en kayak, donde dos reputados neurocientíficos, el premio nobel Rod Mackinnon y el profesor de neurobiología de Harvard Brice Bean, conversaron sobre los calambres que empezaron a sufrir durante el paseo. Ambos se dieron cuenta de que las sustancias que se encuentran en la mostaza o el jugo de los pepinillos (alto contenido en ácido acético y sal) podían activar ciertas vías que terminarían por la relajación de los músculos. Sí, has leído bien, algunas sustancias como el ácido acético del jugo de pepinillos son detectadas en la boca o la faringe, desencadenando señales que dan lugar a una relajación del músculo contraído. Sorprendente, ¿verdad? Estas sustancias presentes en la canela, el vinagre, la capsaicina o el jengibre actúan como agonistas de los receptores de potencial receptor transitorio (TPR), encargados de detectar la temperatura y las sensaciones en la boca, la orofaringe, el esófago y el estómago. Como comenté anteriormente, el enjuague con pequeños volúmenes (< 100 ml) de jugo de pepinillos alivió más rápidamente los calambres que no tomar nada o tomar agua. Por ejemplo, en un estudio del doctor Millen y colaboradores se indujeron calambres musculares en el flexor corto del dedo gordo en sujetos masculinos hipohidratados y, tras ello, se dio 1 ml/kg de agua desionizada o bien jugo de pepinillo. La duración del calambre fue 49,1 segundos inferior tras la ingesta de jugo de pepinillo en comparación con el agua.

La quinina (200-500 mg diarios) y productos derivados (tónica) también se han utilizado para los calambres musculares. Sin embargo, una revisión de Cochrane mostró que, aunque la quinina reducía el número e intensidad, la reducción no fue clínicamente significativa. Es importante tener en cuenta los efectos adversos relacionados con su uso como malestar gastrointestinal y trombocitopenia. Por tanto, no es recomendable usarla. Otros estudios informaron de alguna evidencia de que la ingestión de teofilina en combinación con quinina mejoró los calambres más que la quinina sola.

Si bien todo esto que hemos hablado puede funcionar en mayor o menor medida, algunos estudios han mostrado que el efecto placebo puede por sí solo explicar casi el 50 % de la efectividad de los tratamientos para los calambres. Es decir, si crees que funciona existe alguna posibilidad de que funcione. No puedes olvidar que la nutrición es solo una parte de la solución (o el problema). La falta de sueño, la fatiga cognitiva o el enfriamiento son factores que pueden actuar aumentando el riesgo de contracturas.

En conclusión, hoy sabemos que los calambres musculares asociados al ejercicio tienen múltiples causas, que incluyen la pérdida de fluidos y electrolitos durante el ejercicio en condiciones de calor y alteraciones en la función neuromuscular. Es importante mantener siempre una adecuada hidratación, sin excederse, y en casos donde la sudoración pueda ser profusa se debe ajustar adecuadamente la ingesta de sales junto con el agua. La fatiga que experimentamos, sobre todo al final de una carrera o evento deportivo, o el daño muscular asociado a algunos tipos de ejercicio pueden ser parte del problema que nos lleve a padecer calambres musculares. Así, controlar factores que puedan retrasar la aparición de fatiga en el tiempo, como una ingesta adecuada de carbohidratos y electrolitos, es sumamente importante en la prevención. Algunas estrategias nutricionales como la suplementación con magnesio o la ingesta de plátano o mostaza, estos últimos ricos en potasio, no parecen tener beneficios para la disminución de los calambres. Algunos estudios han descubierto que determinados componentes de alimentos, como el ácido acético presente en el jugo de pepinillos, pueden actuar a través de receptores presentes en la boca y la orofaringe, desencadenando señales que dan lugar a la relajación del músculo contraído. Si bien, el uso de estas sustancias y otras como la mostaza, la canela, el jengibre o la capsaicina pueden generar estos efectos, necesitamos más estudios científicos que finalmente nos indiquen claramente qué protocolos se pueden usar y son eficaces. El uso de cafeína como estimulante debe hacernos prestar atención si aparecen calambres; el aumento de excitabilidad del sistema nervioso puede, en teoría, predisponer a que aparezcan. Terminaré este capítulo con un párrafo tomado de un reciente artículo del doctor Miller sobre este tema: «La individualización de las estrategias de prevención es probablemente más efectiva que un consejo generalizado como, por ejemplo, beber más líquidos». Seguro que la ciencia nos depara nuevos hallazgos sobre este viejo problema y divertidas soluciones.

21

MÉXICO 68, DE CLARKE A LAS ALTURAS DE FOSBURY

El entrenamiento en altura comenzó a ganar relevancia a partir de los Juegos Olímpicos de Ciudad de México de 1968, que se celebraron a 2 240 metros sobre el nivel del mar. Durante estos, la menor presión atmosférica y la reducida cantidad de oxígeno afectaron el rendimiento de muchos atletas, especialmente en ciertas disciplinas. En el primer día de pruebas, se disputaron los 10 000 metros. El favorito, Ron Clarke, tenía el récord del mundo con un tiempo de 27:39.4. Sin embargo, a diferencia de la preparación que es posible hoy en día, Clarke no pudo entrenar en altura antes de la competición. En aquella época, el Comité Olímpico Internacional prohibía a los atletas salir de sus países antes de los Juegos. Clarke tuvo que conformarse con una máquina para correr en cinta con oxígeno empobrecido que le fabricaron en Australia. En la competición, el podio fue completamente africano, con Temi, Wolde y Gammoudi llevándose las tres medallas. Clarke terminó en sexto lugar, agotado, y tuvo que recibir oxígeno sobre el tartán.

Pero estos Juegos también trajeron otras innovaciones relacionadas con la altura. Uno de los cambios más notables fue la revolución en el salto de altura con la introducción del salto

Fosbury. Dick Fosbury, un ingeniero de 1,93 metros y 80 kg, utilizó esta técnica innovadora para ganar la medalla de oro en el salto de altura con una marca de 2,24 metros, cambiando para siempre la prueba.

En la actualidad, muchos deportistas incluyen campamentos de entrenamiento en altura como parte de su planificación anual. Este tipo de entrenamientos conlleva una serie de cambios fisiológicos y adaptaciones importantes en el atleta, que pueden mejorar su rendimiento. Además, numerosos eventos deportivos se realizan en zonas de altitud. Todo ello requiere comprender los efectos agudos de la altura y cuáles son los ajustes nutricionales que deben ser considerados antes y durante estos entrenamientos y competiciones.

LO QUE OCURRE EN LAS ALTURAS NO SE QUEDA EN LAS ALTURAS

Conforme subimos, la presión barométrica disminuye, lo que conduce a una reducción de la disponibilidad de oxígeno. Diferentes textos clasifican la altitud en baja (1 000-2 000 m), moderada (2 000-3 000 m), elevada (3 000-5 000 m) y extrema cuando se alcanzan los 5 000 m. Las respuestas fisiológicas que se producen en los organismos son dependientes de la altitud, siendo la hipoxia un desencadenante de muchos de los efectos que se producen.

La presión barométrica a nivel del mar es de 760 mmHg. Conforme aumenta la altitud, esta presión disminuye de forma proporcional. Igualmente, el oxígeno disponible también disminuye. Todo ello genera mecanismos fisiológicos en el organismo dirigidos a adaptarse al nuevo entorno. Por ejemplo, existe un aumento de la frecuencia ventilatoria y cardiaca, crece la percepción del esfuerzo o se eleva el uso de carbohidratos como fuente de energía en comparación con su demanda a nivel del mar. En el plano hormonal, la respuesta al estrés se desencadena por la altura, aumentando la producción de catecolaminas (adrenalina y noradrenalina) y cortisol, que movilizan glucógeno como combustible metabólico. Una de las respuestas

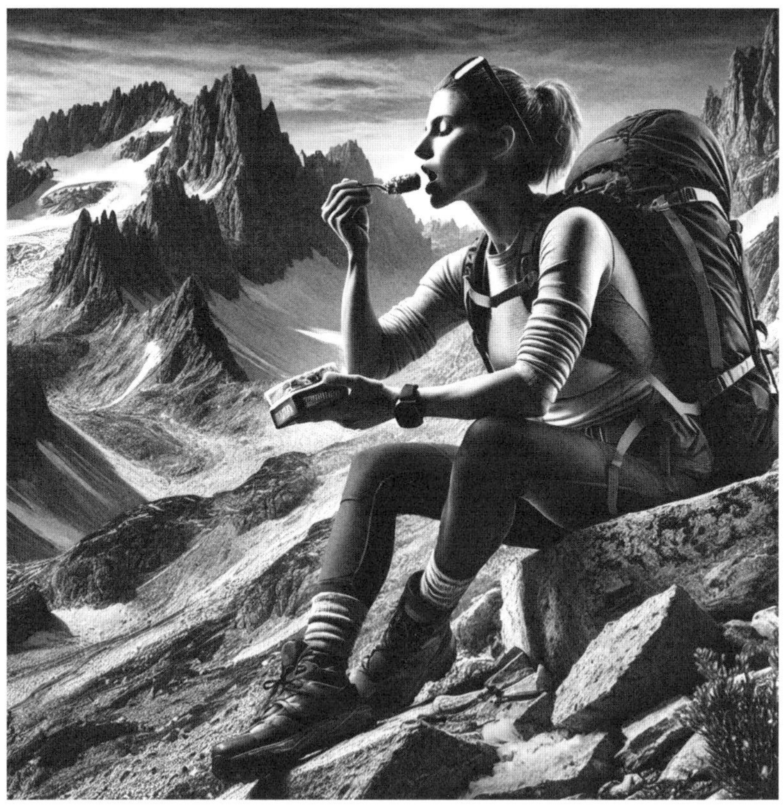

Muchos deportistas realizan entrenamiento o deportes que implica altitudes elevadas. Los cambios que se producen en la altitud deben de tenerse en cuenta a la hora de planificar la nutrición con el fin de asegurar los mejores resultados y salud del deportista.

más conocidas en respuesta a la hipoxia es la producción aumentada de eritropoyetina (EPO) en los riñones. La EPO es una hormona que aumenta la producción de glóbulos rojos (eritropoyesis), lo que representa una importante adaptación a la altura —donde la disponibilidad de oxígeno es menor— para asegurar la llegada de oxígeno a los tejidos. Con el tiempo, en la altura se producen adaptaciones, una de las más destacadas es el aumento de la masa de hemoglobina.

Otra cosa que ocurre con la altura es la variación de la temperatura. Esto hace que los deportistas puedan tener pérdida de calor, deshidratación y desequilibrio térmico. En el caso de altitudes de 8 000 m o más, se puede producir hipotermia e, incluso, muerte súbita asociada al edema cerebral.

Algunos estudios han mostrado que la tasa metabólica basal (BMR) varía dependiendo de la altitud y tiempo de exposición a la hipoxia, reduciéndose, además, la ingesta de alimento. En este sentido, algunos trabajos científicos han mostrado que la hipoxia aumenta las necesidades energéticas del deportista. Por ejemplo, se han observado pérdidas de hasta el 3 % de la masa corporal durante ocho días de exposición a una altitud de 4 300 m o de hasta un 15 % durante un periodo de 3 meses en altitudes de 5 300 a 8 000 m. Cuando nos encontramos a grandes altitudes, la hipoxia puede condicionar drásticamente el rendimiento. Existen varios mecanismos propuestos por los cuales esto puede darse. Desde un agotamiento importante de los sustratos energéticos, sobrecarga cardiovascular, déficit de oxígeno, alteraciones neuroendocrinas, déficit energético, acumulación de metabolitos como protones o de especies reactivas del oxígeno (ROS).

Sin embargo, entrenar en altura puede ser una estrategia adecuada para mejorar el rendimiento. Así, es frecuente que los deportistas realicen diferentes entrenamientos: vivir en altura y entrenar en altura (*live high: train high*), en alturas de 1 600 a 2 500 m; vivir en altura y entrenar a nivel del mar (*live high: train low*) lo que hace que muchos atletas se beneficien de las adaptaciones de la altura, y vivir a nivel del mar y entrenar en altura (*live low; high train*), algo bastante habitual que hacen los atletas para aclimatarse antes de una competición en altura.

ADAPTACIONES A LA ALTURA

Las adaptaciones a la altura dependen de varios factores como la genética, la nutrición, el balance energético y un sueño adecuado. Con el fin de optimizarlas, los deportistas deben tener en cuenta las demandas aumentadas de algunos nutrientes como, por ejemplo, el hierro o los carbohidratos. La no ingesta adecuada de estos puede comprometer la consecución de las adaptaciones. En este sentido, niveles inadecuados de hierro van a comprometer la eritropoyesis. Como hemos visto, el hierro es un nutriente fundamental en la formación de la hemoglobina; esto requiere que la demanda aumentada en altura sea considerada. Por el contrario, la baja disponibilidad de energía también compromete la producción de glóbulos rojos.

RECOMENDACIONES DIETÉTICAS EN ALTITUD

La mayor parte de los entrenamientos que realizan los deportistas con fines de mejorar las adaptaciones y el rendimiento se producen en altitudes moderadas. Aquí se hace necesario controlar la hidratación, la disponibilidad de energía, los macronutrientes, el hierro y los antioxidantes, además de considerar algunos suplementos.

En altitud la humedad es menor y la temperatura también desciende, lo que implica que aumenten las necesidades de fluidos. Se ha observado que en este tipo de ambientes existe un aumento de la pérdida de agua por vía respiratoria y la orina, lo que incrementa el riesgo de deshidratación. Asimismo, la sed se reduce. En algunos casos, la ingesta de bebidas deportivas puede ser más efectiva que el agua para incrementar el volumen plasmático y mantener el balance de fluidos. Es necesario que durante estancias en alturas se monitorice la hidratación mediante el color de la orina, cambios diarios de masa corporal y se intente ser proactivo en el consumo de líquidos.

La ingesta de energía es muy importante. Durante estancias en altura se ha visto que existen cambios endocrinos que pueden conducir a una menor ingesta de alimento y, por ende, energía. En este sentido, se ha observado que algunas hormonas, como la leptina, aumentan su concentración dando lugar a una disminución de la ingesta de alimentos. Esta reducción puede comprometer el rendimiento del deportista, afectando al glucógeno muscular, el balance de nitrógeno, el sueño y la recuperación. Además, la hipoxia estimula el sistema nervioso simpático, aumentando el gasto metabólico en reposo de tres a cuatro veces en comparación con el nivel del mar. Estos cambios pueden conducir a la disminución del peso corporal con marcadas pérdidas de masa muscular. Esto ha sido comprobado fundamentalmente en alturas elevadas y extremas. La disrupción del sueño, el frío y la hipoxia pueden, además, alterar el metabolismo proteico muscular. En modelos animales y humanos se ha podido comprobar que la disponibilidad energética afecta a la producción de EPO y de hormonas sexuales, lo que repercute en la masa de hemoglobina y, por tanto, las adaptaciones a la altitud. Los cambios en el requerimiento energético, en muchos casos como el de los alpinistas, pueden llevar a necesitar un mínimo de 300-600 kcal al día adicionales. Por tanto, de nuevo, no podemos menospreciar la energía que consumimos en altitud.

Como vimos anteriormente, en condiciones de altitud extrema, la hipoxia conduce a una disminución de la síntesis proteica muscular, lo que incrementa las necesidades de proteínas. En condiciones de altitud moderada no existe consenso actualmente de si las necesidades de proteínas aumentan con relación al nivel del mar. Por tanto, puede ser prudente, como mínimo, cubrir dichas necesidades y asegurar que las fuentes de proteínas ingeridas tengan una adecuada cantidad de leucina (unos 3 g por toma). La ingesta de proteína nuevamente debe ser de unos 30-40 g por ingesta, siendo recomendable que se repartan las tomas de manera uniforme a lo largo del día.

En relación con los carbohidratos, el uso es mayor en altitud, lo que puede deberse al aumento de la actividad simpática y, también, a la menor disponibilidad de oxígeno que podría estar condicionando una mayor actividad de la vía glucolítica para la obtención de energía. Por ejemplo, durante sesiones de entrenamiento en altura, la ingesta de carbohidratos puede aumentar hasta un 80 % del total de las calorías por día. El aumento de la demanda de carbohidratos se ha visto reportado en los hombres, mientras que, las mujeres, quizá debido a diferencias hormonales, pueden tener un menor uso de este tipo de nutriente para la obtención de energía.

El aporte de grasas es muy importante, no solo por la cantidad de energía que aportan por gramo de alimento, sino también por su portabilidad y palatabilidad. De esta forma, montañistas y otros deportistas de altura se aseguran así una fuente de elevada densidad energética y sabor. Aun así, deben evitarse elevadas cantidades que puedan generar problemas gastrointestinales.

Los micronutrientes tienen un papel fundamental en las funciones del organismo. En condiciones de hipoxia, pueden aumentar las necesidades de algunos de ellos y repercutir en la adquisición de adaptaciones derivadas de la altitud. Como se comentó anteriormente, durante la hipoxia existe un aumento de la EPO, lo que da como resultado una eritropoyesis aumentada. Esto conlleva un aumento en la demanda de hierro, lo que permite que se pueda aumentar la masa de hemoglobina. La deficiencia de hierro preexistente ha demostrado dificultad en la respuesta adaptativa a la altura. No se ha observado una correlación entre las reservas de ferritina prealtitud y la magnitud de la respuesta eritropoyética/masa de hemologina. Parece más importante la disponibilidad de hierro a través de la suplementación en las adaptaciones. Esto hace necesario controlar el hierro de los atletas y protocolizar su suplementación de forma adecuada durante la altura. Generalmente, valores de ferritina por debajo de 30 ng/ml y 40 ng/ml deben ser considerados, en hombres y mujeres respectivamente, como umbrales por debajo de los cuales debe ser considerada la suplementación con hierro. La evidencia sugiere que los atletas, para maximizar las adaptaciones al entrenamiento en altura e incrementar su Hb_{mass}, deben consumir 100-200 mg de hierro elemental oral, lo que debe ser confirmado y prescrito por un médico. Actualmente, se recomienda que los deportistas valoren el estado de su hierro en sangre de ocho a diez semanas antes del entrenamiento en altura y comiencen con dicha suplementación entre dos y tres semanas antes de la exposición, continuando con ella durante toda la estancia en altitud. En cuanto a la forma de hierro, parece que el hierro intravenoso no aumentó más la respuesta a la Hb_{mas} a tres semanas de altitud simulada con respecto a las prácticas estándar de suplementación (105 a 210 mg de hierro elemental al día).

Por otro lado, el ejercicio en condiciones de altitud extrema o moderada se relaciona con una mayor producción de especies reactivas del oxígeno, lo que con una baja capacidad antioxidante conduce a estrés oxidativo. Tanto la hipoxia aguda como crónica aumenta el estrés oxidativo en atletas, lo que se ha visto puede perdurar hasta dos semanas posteriores al entrenamiento en altura. Pocos estudios han mostrado la efectividad de la ingesta de antioxidantes exógenos y, además, no han sido suficientemente evaluados los efectos en las adaptaciones al entrenamiento que pueden tener la ingesta de estas sustancias como suplemento. Así, diferentes trabajos han observado cómo la ingesta de antioxidantes de vitamina C y E puede bloquear algunas de las adaptaciones que se derivan del ejercicio. Al analizar el impacto de alimentos ricos en estas sustancias, no se ha observado este tipo de interferencia. De hecho, un estudio demostró que más del doble de la ingesta diaria de alimentos ricos en antioxidantes durante un campamento en altitud de tres semanas (2 320 m) no interfirieron en las respuestas adaptativas (Hb_{mass} y VO_2 máx) en deportistas de resistencia de élite. Por tanto, no parecen existir pruebas suficientes para recomendar suplementos antioxidantes en deportista en altura, aunque si es conveniente aumentar el consumo de alimentos ricos en este tipo de sustancias como son las frutas (naranja o zumo de naranja, kiwi), los vegetales (pimiento) o, en algunos casos, suplementos a dosis bajas.

Otras consideraciones

El sistema inmunitario puede verse comprometido durante la altitud debido a la hipoxia, aumentando el estado de inflamación. Además, dependiendo de las características del ejercicio, este puede ser otro estresor inmunológico. Algunos estudios han señalado cómo el uso de glutamina, el aminoácido libre más abundante en el plasma y el músculo, tiene un papel importante en el equilibrio ácido-base, el transporte de amoniaco y la donación del esqueleto carbonado para la formación de glucosa y síntesis de nucleótidos, entre otras. Además, la glutamina es utilizada como nutriente en células que tienen una elevada tasa de división como son los enterocitos o los leucocitos. El elevado consumo de este aminoácido por las células intestinales puede hacer que no quede disponible suficiente para otros tejidos que puedan tener su demanda aumentada. En este sentido, algunos estudios han apuntado a su ingesta por la noche, con el fin de aumentar su disponibilidad para otras células, como son las inmunológicas, que durante el ejercicio pueden aumentar la demanda de este aminoácido. Además, se ha podido observar que la glutamina plasmática y tisular disminuye sus concentraciones tras el ejercicio físico intenso y prolongado, lo que puede estar relacionado con el aumento del cortisol. Otro de los mecanismos que algunas investigaciones relacionan con la caída de glutamina es su papel en el equilibrio ácido-base. La eliminación de hidrogeniones por el riñón requiere de la eliminación del amonio a partir del metabolismo de la glutamina. Todo esto ha señalado a la glutamina como un aminoácido importante que considerar durante condiciones, especialmente, de gran altitud donde existe un elevado metabolismo glucolítico, por tanto, de producción de hidrogeniones, y donde además puede existir una demanda aumentada por parte de las células inmunitarias. Por ejemplo, un estudio realizado con corredores de élite expuestos a una altitud de 1 640 metros durante cuatro semanas evidenció una elevada incidencia de enfermedades de vías respiratorias altas (URTI) y una reducción de la glutamina plasmática. En otro estudio se determinó el papel de la suplementación con 20 g de glutamina durante seis días en la respuesta inmune adaptativa tras la realización de ejercicio extenuante en una altitud simulada de 4 500 m. Los resultados mostraron una mejora de varios parámetros inmunológicos, lo que reducía la inmunosupresión observada en la altura.

En cuanto a la salud inmunológica, también se hace necesario vigilar los niveles de vitamina D, procurando que se encuentren por encima de los 75 nmol/l en los deportistas.

Más allá de la salud inmunológica, la vitamina D también debe ser considerada por otras funciones, como por ejemplo, en su efecto sobre el hierro y, por ende, en la eritropoyesis. El consumo de 1 000 UI de vitamina D3/día durante los meses de invierno hasta el verano puede ser suficiente para mantener los niveles adecuados de vitamina D. Sin embargo, algunos autores apuntan a un aumento de hasta 4 000 UI en altitud. Sería conveniente evaluar previamente los niveles del deportista antes de establecer una pauta concreta de suplementación. Además, se hace importante incluir alimentos ricos en vitamina D como los pescados tipo salmón, atún, sardina u otros alimentos como los hongos que también son una fuente importante.

Los probióticos también pueden tenerse en cuenta. La cantidad y tipo de microrganismos que incluyen es fundamental para conseguir el resultado buscado frente a la inmunidad. Se recomienda su toma al menos catorce días antes del entrenamiento en altura o competición con dosis de 10^{10} bacterias vivas, lo que puede ayudar a soportar la función inmune y también la salud gastrointestinal.

Por último, y dado que es otro de los problemas con los que se encuentra el deportista en altura, podemos considerar algunas estrategias para la mejora del sueño. En este sentido, se recomienda la ingesta de 1 g de triptófano y alimentos ricos en este aminoácido que actúan como precursores de la melatonina. Por ejemplo, alimentos como semilla de calabaza, sésamo, nueces y soja, son algunas fuentes de este aminoácido.

Suplementación

Existen pocos estudios en relación con los efectos de ayudas ergogénicas específicas en altitud, además de algunos datos preliminares sobre el uso de nitratos, sustancias *buffer* o amortiguadoras del pH y otros suplementos.

En cuanto a los nitratos, es conocida que su suplementación se realiza con el fin de aumentar la producción de óxido nítrico, un gas con diferentes efectos fisiológicos y adaptativos, muchos de ellos estimulados de forma endógena por la hipoxia. Sin embargo, los datos actuales disponibles no permiten concluir que la suplementación con nitratos en altitud en deportistas de élite puede ser efectiva.

La caída del pH intracelular y extracelular se ha correlacionado con la fatiga, y, por tanto, con un deterioro del rendimiento. Los organismos vivos, poco a poco, hemos ido generando adaptaciones al cambio de pH intracelular, así como su mantenimiento, para el correcto funcionamiento celular. Entre los sistemas de amortiguación del pH encontramos mecanismos de transporte células de hidrogeniones, por ejemplo, los transportadores de monocarboxilato que transportan el lactato y los hidrogeniones al exterior celular. Además, existen tampones químicos en el exterior e interior de nuestras células que preservan el rango de pH adecuado permisivo para la vida. Entre ellas, destacan a nivel extracelular el bicarbonato y a nivel intracelular la carnosina. La suplementación con algunas ayudas ergogénicas como el bicarbonato o la beta alanina tienen el objetivo de conseguir un mayor amortiguamiento del pH ante situaciones donde se produce un elevado desequilibrio. La beta alanina es una ayuda ergogénica con un nivel de evidencia A. La suplementación con 3-6 g/día de beta alanina durante 6-8 semanas se ha visto que conduce a un aumento de la carnosina muscular y a la mejora del rendimiento en algunos tipos de deportes. En cuanto al bicarbonato de sodio, la toma de 300 mg por kg de peso tomado 1-2 horas antes del esfuerzo también se ha mostrado eficaz. Sin embargo, se debe tener en cuenta que esta sustancia puede generar un importante distrés gástrico en los deportistas. En el caso del citrato o bicarbonato de sodio, existe escasa evidencia que apoye su uso, sin embargo, la beta alanina podría ser considerada con el fin de aumentar los niveles de carnosina muscular y la amortiguación del pH intracelular. El uso, en definitiva, de amortiguadores nutricionales para mejorar las adaptaciones al entrenamiento, sobre todo en condiciones de altitud, no se conoce muy bien, aunque quizá pueda ser de ayuda incorporar la beta alanina en el deportista durante periodos de altitud.

La N-acetilcisteína (NAC) parece mostrar un efecto positivo durante la altura. Sin embargo, se requiere de más investigaciones que determinen factores como son las dosis y la duración del consumo, entre otros, antes de establecer su recomendación.

Otra ayuda utilizada es el Ginkgo biloba, mediante sus acciones vasodilatadoras y antioxidantes. Sin embargo, aunque parece que puede estar implicado en la mejora de los síntomas del mal de montaña, los resultados aún no son muy concluyentes.

En conclusión, el entrenamiento en altura ha evolucionado considerablemente desde su popularización en los Juegos Olímpicos de Ciudad de México en 1968, un evento que puso de manifiesto tanto los retos como las oportunidades que presenta la altitud para los deportistas. La experiencia de atletas como Ron Clarke subraya la importancia de adaptarse a las condiciones de hipoxia y demuestra cómo la falta de preparación específica puede influir en el rendimiento.

Hoy en día, los atletas y entrenadores han aprendido a aprovechar los beneficios del entrenamiento en altitud, adaptando sus estrategias para optimizar la respuesta fisiológica y mejorar el rendimiento. Este enfoque moderno, que incluye técnicas como el *live high, train low* y *live low, train high*, permite a los deportistas maximizar las adaptaciones a la altura mientras minimizan los efectos negativos.

La comprensión de las respuestas fisiológicas a la hipoxia es fundamental para diseñar programas de entrenamiento efectivos. La disminución en la disponibilidad de oxígeno a medida que aumenta la altitud desencadena una serie de adaptaciones en el cuerpo, como el aumento de la producción de eritropoyetina y la modificación en el metabolismo energético. Sin embargo, estas adaptaciones también requieren una atención meticulosa a la nutrición y la suplementación para ser efectivas.

Las recomendaciones dietéticas y de suplementación, tales como el aumento en la ingesta de hierro, carbohidratos, y proteínas, junto con la atención a la hidratación y el manejo del estrés oxidativo, juegan un papel crucial en la optimización de las adaptaciones a la altitud. Además, el seguimiento de factores como el estado inmunológico y el sueño es vital para mantener la salud general del atleta en buenas condiciones durante el entrenamiento.

A medida que continuamos explorando y comprendiendo las complejidades del entrenamiento en altura, es esencial que los atletas, entrenadores y profesionales de la salud mantengan un enfoque basado en la evidencia para maximizar los beneficios y mitigar los riesgos asociados. El avance en la investigación y la experiencia práctica seguirán guiando el desarrollo de estrategias más precisas y efectivas, asegurando que el entrenamiento en altura siga siendo una herramienta valiosa en la búsqueda del rendimiento deportivo de élite.

22

DIMITRIOS LOUNDRAS: UN NIÑO OLÍMPICO, PERO NO EL ÚNICO

Muchos creen que los deportistas de élite son aquellos que se encuentran entre la mayoría de edad y los cuarenta años. Sin embargo, tanto por debajo como por encima de estas edades, también encontramos atletas excepcionales, incluso olímpicos. Un ejemplo en la historia del deporte es Dimitrios Loundras. El atleta griego tenía solo 10 años y 218 días cuando participó en los primeros Juegos Olímpicos de la era moderna, celebrados en Atenas en 1896, organizados por el Comité Olímpico Internacional bajo la dirección de Pierre de Coubertin. Gracias a su actuación, el equipo griego ganó una medalla de bronce. Aún hoy, Loundras sigue siendo el medallista más joven en la historia de los Juegos Olímpicos.

La historia de Dimitrios Loundras ha inspirado a muchos jóvenes deportistas. Otros atletas que han competido a una edad temprana en competiciones nacionales e internacionales incluyen a Nadia Comăneci, quien deslumbró en los Juegos Olímpicos de Montreal en 1976 a los catorce años, y Yulia Lipnitskaya, que ganó una medalla de oro en patinaje artístico con el equipo ruso en los Juegos Olímpicos de Sochi 2014 a la misma edad. Estos ejemplos nos enseñan que los atletas jóvenes también requieren atención especial en áreas como la nutrición, adaptándola a sus necesidades específicas durante esta crucial etapa de desarrollo biológico.

UN ATLETA JOVEN NO ES UN ADULTO EN MINIATURA

La personalización de la dieta es imprescindible para garantizar la salud y el rendimiento óptimo de cualquier deportista. Para comprender las necesidades nutricionales de un atleta, es fundamental conocer en qué etapa de la vida se encuentra, desde un punto de vista cronológico.

Durante las dos primeras décadas de vida experimentamos numerosos cambios anatómicos y fisiológicos. Los huesos crecen, los músculos se desarrollan, el sistema hormonal cambia y con él las características sexuales secundarias. Además, se producen modificaciones en el sistema nervioso central, entre otros cambios. Por ejemplo, la niñez y la adolescencia son periodos críticos para el desarrollo del capital óseo. En esta etapa, actividades como jugar, saltar y montar a caballito a otros amigos son fundamentales para incrementar la densidad mineral de los huesos.

Además de estos cambios en maduración y crecimiento, también se observan variaciones en la termorregulación, como una menor capacidad para sudar. El metabolismo presenta una mayor capacidad oxidativa y menor capacidad glucolítica, una reducción en el almacenamiento de glucógeno, y un mayor uso de carbohidratos exógenos provenientes de los alimentos, así como un aumento en el costo energético del movimiento.

Es crucial considerar el gasto energético adicional, que no está directamente asociado al ejercicio, al planificar la alimentación para niños y adolescentes. Dado que los jóvenes suelen ser más activos en su vida diaria, tienen un mayor gasto energético general, lo que debe ser tenido en cuenta para una adecuada planificación nutricional.

Con esto en mente, el primer objetivo debe ser asegurar que los deportistas jóvenes satisfagan sus necesidades nutricionales para garantizar su crecimiento, su desarrollo óptimo y una salud adecuada. Solo después de cubrir estas necesidades básicas debe considerarse el rendimiento.

Como se ha mencionado a lo largo de este libro, lo primordial es que la cantidad de energía consumida sea suficiente para satisfacer las demandas energéticas del joven deportista, teniendo en cuenta el deporte que practica, su edad y su etapa de maduración. Para sintetizar nuevos tejidos y permitir el crecimiento, es necesario disponer de una cantidad adecuada de energía.

Investigaciones realizadas con jugadores de fútbol de la Premier League, de entre once y veintiún años, han demostrado una variabilidad significativa en la tasa metabólica en reposo, que oscila entre 1347 y 2383 kcal/día. Estos estudios revelaron que, a medida que los jóvenes pasaban de los doce a los catorce años, sus requerimientos energéticos basales aumentaban, coincidiendo con el crecimiento en estatura, masa corporal, masa libre de grasa y estado de madurez. Curiosamente, al controlar el tamaño corporal, la tasa metabólica en reposo se muestra similar entre las diferentes edades.

Aunque es difícil determinar con precisión los requerimientos específicos para los deportistas jóvenes, es crucial evitar que enfrenten una baja disponibilidad de energía. Esto es fundamental para prevenir posibles deficiencias nutricionales que puedan afectar su salud y rendimiento.

En cuanto a la ingesta de carbohidratos, sabemos que el agotamiento del glucógeno es una de las principales causas de fatiga tanto en deportes de resistencia como en aquellos intermitentes de alta intensidad. Por ello, es esencial que los deportistas consuman suficientes carbohidratos en su dieta. Se recomienda una ingesta de entre 3 y 8 g/kg de peso corporal por día, dependiendo del tipo de deporte, su duración e intensidad. Algunos expertos sugieren que, para los atletas jóvenes, la cantidad puede aumentar hasta 6-10 g/kg por día para prevenir la caída prematura del rendimiento debido al agotamiento de glucógeno.

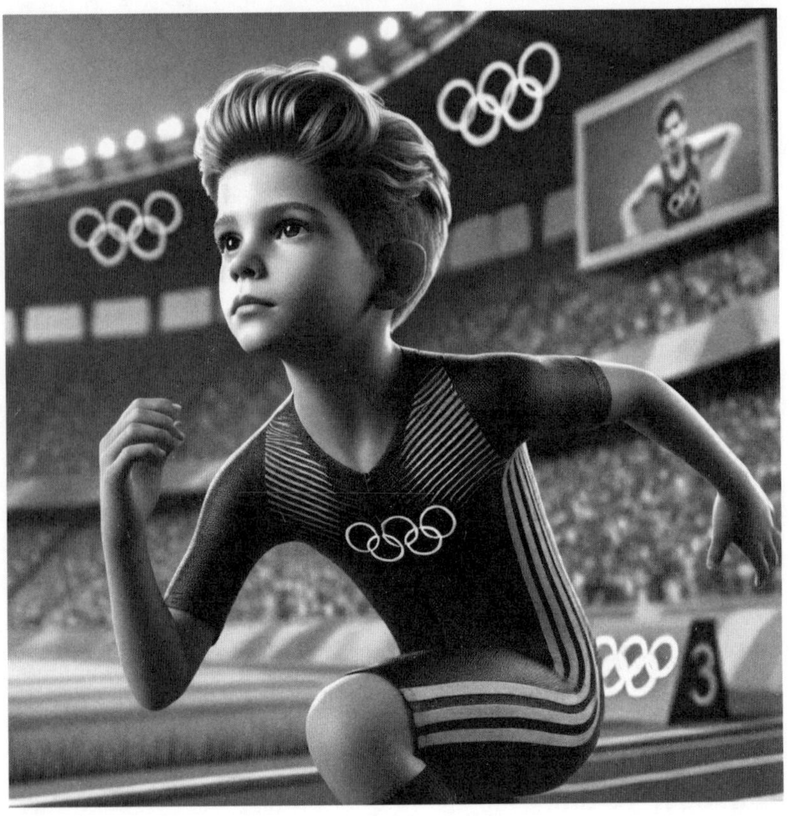

Son muchos los deportistas que desde niños comienzan su aventura deportiva. Sin embargo, alimentarlos o tratarlos como adultos en miniatura no es lo correcto. La alimentación debe ser adaptada a este periodo y a las demandas que les impone el deporte con el fin de que puedan competir con garantías de ganar y, sobre todo, de ganar salud.

Las necesidades de carbohidratos varían según las características del entrenamiento, la competición y el deporte en cuestión. A mayor intensidad del ejercicio, mayores son las demandas de carbohidratos. Sin embargo, se observa que, a diferencia de los adultos, los jóvenes deportistas no siempre requieren una carga de carbohidratos previa a la competición. Algunos estudios han mostrado que los jóvenes deportistas tienden a utilizar más carbohidratos exógenos en relación con su masa corporal en comparación con los adultos, aunque en las niñas estos cambios son menos pronunciados. Al igual que en adultos, la recomendación es consumir entre 30 y 60 g/h de carbohidratos durante ejercicios que duren más de 60-90 minutos. Las formas líquidas de carbohidratos son ventajosas porque facilitan la ingesta de carbohidratos y agua, lo cual favorece la hidratación. Siempre que sea posible y el deporte lo permita, se deben incorporar también formas sólidas de carbohidratos, como frutas.

En cuanto al periodo de recuperación, debe seguir las pautas similares a las recomendadas para adultos. Dado que los deportistas jóvenes rara vez compiten más de una vez a la semana, no es necesario implementar estrategias de ingesta de carbohidratos tan elevadas o con un alto índice glucémico. Un batido de frutas con leche puede ser una opción efectiva para la recuperación.

No debemos olvidar la importancia de la fibra en la dieta, debido a sus beneficios para la salud. Fuera del periodo competitivo, es crucial que los jóvenes consuman suficiente fibra, incrementando la ingesta de alimentos integrales como cereales, arroz y frutas.

Las grasas son un componente esencial en la dieta, representan aproximadamente el 35 % de la ingesta energética total, o alrededor de 1,5 g/kg de peso corporal. Además de aportar energía, las grasas son una fuente importante de vitaminas liposolubles, como A, D, E y K. Los ácidos grasos esenciales, como el ácido linoleico y el alfa-linolénico, deben ser incorporados en la dieta, ya que no pueden ser producidos por el organismo. Los ácidos grasos omega-3, de los cuales ya hemos hablado, presentes en pescados azules, semillas y nueces, tienen múltiples funciones beneficiosas, incluyendo propiedades antiinflamatorias. Sin embargo, no todas las grasas son beneficiosas; los ácidos grasos trans, presentes en alimentos ultraprocesados, comida rápida y bollería industrial pueden tener efectos negativos significativos sobre la salud y deben evitarse en la medida de lo posible.

En cuanto a las proteínas, la necesidad en los atletas jóvenes no es necesariamente mayor durante los periodos de crecimiento acelerado, como a menudo se cree. Actualmente, se recomienda una ingesta de entre 1,2 y 2 g/kg de peso corporal por día. Para un atleta joven de 50 kg, esto se traduce en una ingesta diaria de entre 70 y 100 g de proteína. Fuentes ricas en proteínas incluyen carnes, pescados, huevos, lácteos, legumbres y semillas. Es crucial que cada ingesta de proteínas contenga una cantidad adecuada de leucina. La distribución de proteínas a lo largo del día, cada 3-4 horas, puede ser beneficiosa, especialmente durante periodos de alta carga de entrenamiento o competición, y se recomienda una ingesta antes de dormir. En jóvenes futbolistas se ha observado una distribución desigual de proteínas, con mayores ingestas en la cena y menores en el desayuno, lo que contrasta con la recomendación de una ingesta más uniforme a lo largo del día. Curiosamente, la sensibilidad a las proteínas en las 3 horas posteriores al ejercicio es mayor en los jóvenes en comparación con los adultos.

En relación con las vitaminas y los minerales, se debe prestar especial atención al consumo de hierro, ya que su deficiencia es común en atletas jóvenes, particularmente en niñas con la menstruación. Un estudio reveló que el 46 % de los niños y el 56 % de las niñas entre ocho y dieciséis años presentaban anemia por deficiencia de hierro. Además, los requisitos de calcio son mayores durante el periodo de crecimiento puberal, con recomendaciones de ingesta entre 1 100 y 1 300 mg/día, aunque no existen pautas específicas para jóvenes atletas.

Los mecanismos de disipación de calor en los jóvenes son diferentes a los de los adultos, lo que los hace más susceptibles a enfermedades relacionadas con el calor durante el ejercicio. Para mitigar estos riesgos, es crucial que los jóvenes comiencen el ejercicio bien hidratados y que los planes de hidratación sean individualizados y ajustados a su desarrollo. Se recomienda que la pérdida de peso corporal durante el ejercicio no supere el 2 % respecto a los valores previos al ejercicio. Una recomendación general es que los jóvenes consuman aproximadamente 13 ml/kg de peso corporal por hora de ejercicio para evitar déficits significativos que puedan afectar su salud y rendimiento.

Antes de finalizar este capítulo, quiero compartir mi perspectiva sobre el uso de suplementos en estas edades. En mi opinión, es fundamental enfocarse en la educación nutricional durante estas etapas. Diversos estudios han demostrado la necesidad de educar a los deportistas jóvenes sobre los suplementos, su composición y su uso. Los entrenadores, compañeros de equipo, internet, y familiares son las principales fuentes de información para estos jóvenes, mientras que médicos y nutricionistas a menudo quedan en segundo plano. Me sorprendió un estudio en el que se reveló que el 60 % de los atletas entre trece y dieciocho años tomaban suplementos de proteínas, y de esos, el 50 % lo hacía por recomendación de sus entrenadores. La divulgación adecuada tiene efectos positivos cuando se realiza correctamente. A través de charlas dirigidas a padres, entrenadores y en diversos medios podemos compartir el conocimiento actual sobre la suplementación, tanto sus beneficios como sus posibles riesgos.

En conclusión, los jóvenes deportistas representan una categoría especial que requiere una atención y un enfoque particular en su desarrollo físico y nutricional. A lo largo de este capítulo hemos visto que no son simplemente «adultos en miniatura»; sus cuerpos están en constante cambio, con demandas energéticas y metabólicas únicas. La correcta nutrición en esta etapa no solo es crucial para su rendimiento deportivo, sino también para asegurar un crecimiento saludable que sentará las bases para su vida adulta. Desde el consumo adecuado de macronutrientes como carbohidratos, proteínas y grasas, hasta el equilibrio de micronutrientes como el calcio y el hierro, cada elemento de la dieta debe estar cuidadosamente planificado.

Además, la educación nutricional es clave para evitar malos hábitos, como el uso inadecuado de suplementos, y garantizar que estos jóvenes reciban información veraz y útil, más allá de lo que escuchen de entrenadores o compañeros. El papel de nutricionistas y médicos es esencial en este proceso para guiar a los atletas hacia decisiones informadas que mejoren su rendimiento y su salud a largo plazo. El objetivo final no debe

ser solo ganar, sino cultivar deportistas equilibrados, saludables y con un futuro prometedor tanto dentro como fuera del
campo de juego.

23

CHARLES EUGSTER E INNA KOOLHASS: LA EDAD NO ES EXCUSA

Charles Marin Eugster nació el 26 de junio de 1919 en Londres. Aunque gran parte de su vida no estuvo dedicada al deporte, comenzó a practicar remo a los sesenta años y obtuvo más de cuarenta medallas en distintos torneos. A los ochenta años, Eugster decidió retirarse del deporte. Otro caso que me llamó poderosamente la atención es el de Ina Koolhaas Revers, campeona mundial de levantamiento de pesas a los setenta y un años. Ina comenzó a entrenar a los sesenta y tres años y, en 2018, se convirtió en campeona mundial en su categoría. Su fuerza máxima en *press* de banca es de 57,5 kg, en sentadilla trasera es de 90 kg y en peso muerto es de 133,5 kg. Comparada con mujeres jóvenes y de su misma edad, Ina muestra una fuerza y masa muscular significativamente mayores. Su grasa corporal es del 31 %, un 9 % menor que la de mujeres de su edad, con una menor grasa visceral y subcutánea, y una densidad mineral ósea superior. Esto demuestra que, incluso a una edad avanzada, comenzar a entrenar con ejercicios de resistencia puede llevar a mejoras significativas en la salud general, composición corporal, fuerza y rendimiento.

No se trata de envejecer, sino de cómo envejecemos

El envejecimiento de la población es un fenómeno global. Se estima que para 2050, una de cada seis personas tendrá más de sesenta y cinco años, lo que representa un aumento del 19 % con respecto a 2019. A medida que envejecemos, experimentamos numerosos cambios fisiológicos, como la pérdida de masa y función muscular, la disminución de la tasa metabólica en reposo y de la capacidad cardiovascular y respiratoria, entre otros. Cuando dejamos de hacer ejercicio, el proceso de envejecimiento se acelera, haciendo que las actividades diarias requieran más energía y sean más costosas. La sarcopenia, la osteoporosis, la obesidad, las patologías cardiorrespiratorias, la polimedicación, la dependencia y el elevado gasto sanitario son algunas de las consecuencias. Sin embargo, una vida activa y el ejercicio son el elixir para vivir más y mejor. Un espejo donde mirarse lo tenemos en los atletas máster, adultos mayores que participan regularmente en eventos deportivos. Los estudios demuestran que estos atletas pueden reducir el riesgo y la carga de enfermedades crónicas. En estudios realizados en Australia, se ha observado que estos atletas tienen menos prevalencia de hipertensión, diabetes tipo 2, hiperlipidemia, cáncer y osteoporosis en comparación con la población no deportista de su misma edad.

Los beneficios del ejercicio son cada vez más evidentes, lo que ha provocado un aumento en la participación de adultos mayores en eventos deportivos competitivos. Cada vez hay más atletas máster que con más de cuarenta años practican deportes como maratones, triatlones, saltos y lanzamientos, batiendo récords y siendo considerados ejemplos de envejecimiento exitoso. Estos deportistas han sido estudiados en cuanto a sus rutinas de sueño, entrenamiento y alimentación, así como sus capacidades físicas. De hecho, se estima que el crecimiento en la participación en eventos competitivos es mayor en adultos mayores que en jóvenes.

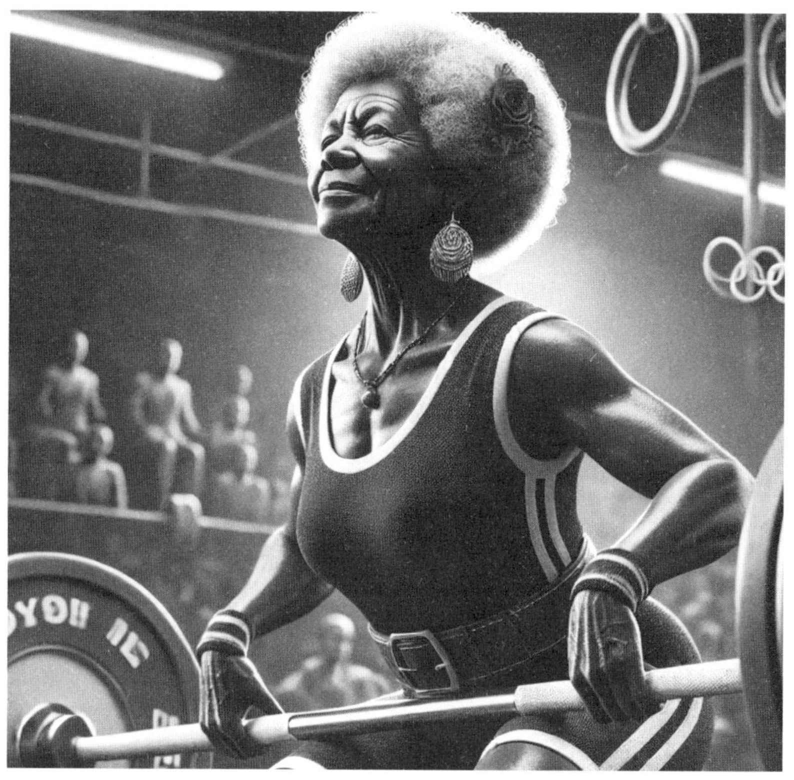

Como se suele decir, la edad es un número. El entrenamiento y la correcta alimentación nos aseguran llenar los años de vida. El límite lo ponemos nosotros con lo que hacemos y comemos.

Un aspecto importante para los deportistas máster es cubrir adecuadamente sus necesidades energéticas. La reducción del apetito asociada al envejecimiento, conocida como anorexia del envejecimiento, puede dificultar este objetivo. La disminución espontánea de la ingesta conlleva también una reducción en la ingesta de macronutrientes y micronutrientes. Sin embargo, los estudios muestran que los atletas máster consumen más energía que las personas sedentarias, aunque menos comparativamente que los jóvenes en el mismo deporte, como el triatlón. También se ha observado que el consumo de carbohidratos es menor. Los atletas máster parecen ser más conscientes del papel crucial de la nutrición en su estilo de vida que los sedentarios, aunque es fundamental que ajusten su ingesta para evitar efectos negativos por deficiencia de nutrientes y energía. Se recomienda consultar a un buen nutricionista y profesional de las ciencias del deporte.

Un estudio reciente reveló que los atletas máster no consumen suficientes carbohidratos y proteínas para mantener un rendimiento óptimo. La ingesta de micronutrientes también suele ser insuficiente. En cuanto a los carbohidratos, las recomendaciones deben ajustarse a las demandas del ejercicio. La cantidad necesaria varía entre 2,5 y 8-10 g/kg al día, dependiendo de factores como la intensidad del entrenamiento.

Respecto al consumo de proteínas, el estudio encontró que la ingesta estaba por debajo de las recomendaciones, excepto para velocistas y saltadores. La masa muscular, crucial para el metabolismo, disminuye con la edad, en un proceso conocido como sarcopenia. Se sabe que a partir de los 40 años comenzamos a perder aproximadamente un 1% de masa muscular por año, con disminuciones hasta 3 veces mayor en la fuerza. Esto avanza más rápido conforme más edad tenemos. La potencia muscular también disminuye en torno al 8% anual, lo que lleva a una menor capacidad funcional, mayor riesgo de caídas, fracturas, enfermedades metabólicas y mortalidad.

Una causa importante de esta pérdida de masa muscular es la resistencia anabólica, que se refiere a la disminución de la sensibilidad del músculo a los estímulos anabólicos, como los aminoácidos que forman las proteínas. ¿Te acuerdas del capítulo de Ronaldo? Para contrarrestar la resistencia anabólica, la estrategia fundamental es el entrenamiento de fuerza y aumentar la ingesta de proteínas, que después del ejercicio es crucial para los atletas máster, especialmente en deportes que causan daño muscular como correr. Se estima que las personas mayores requieren aproximadamente de un 40% más de proteínas dietéticas después del ejercicio para maximizar la síntesis de proteínas musculares en comparación con los jóvenes. Se recomienda que los deportistas máster consuman unos 30-40 g de proteína de calidad, con al menos 3 g de leucina por comida, distribuidos a lo largo del día. Si esta cantidad resulta difícil de alcanzar, se pueden hacer tomas más frecuentes de unos 20 g de proteína para cubrir el objetivo diario de 1,5 a 1,6 g/kg de masa corporal. En el caso de una ingesta calórica baja (alrededor de 1 800 kcal/día), puede ser necesario aumentar aún más la ingesta para evitar la pérdida de masa muscular. Los deportistas máster que son vegetarianos o veganos pueden combinar diferentes fuentes de proteínas vegetales o suplementar con proteínas vegetales.

Consumir proteínas después del ejercicio y cada 3-4 horas facilita la reparación y remodelación muscular. Usar diversas fuentes de proteínas, especialmente vegetales, es importante. El consumo de grasas debe ser moderado, en torno a 1-1,5 g/kg/día, priorizando grasas de buena calidad, como los ácidos grasos omega-3 y el aceite de oliva rico en ácido oleico. Los omega-3 tienen beneficios como la reducción de la inflamación, la mejora de la recuperación tras lesiones y la optimización de la función inmune. Se ha observado que la ingesta de aceite de pescado puede aumentar la síntesis de proteínas musculares y reducir el dolor muscular inducido por el ejercicio. En adultos mayores, la suplementación con 4 g de ácidos grasos omega-3 durante seis meses se ha asociado con un aumento del volumen muscular y de la fuerza en comparación con el grupo placebo. Este efecto puede ser más notable en las mujeres. Aunque la suplementación es una opción, es preferible obtener omega-3 de alimentos ricos en estos nutrientes. Si el pescado azul no es tu opción, se pueden usar suplementos de aceite de pescado.

En cuanto a la ingesta de micronutrientes, debe ajustarse a posibles deficiencias específicas, recomendadas por un nutricionista o profesional sanitario. Los atletas máster suelen tener niveles bajos de vitamina D, E, calcio, potasio, vitamina A, folato, vitamina C, K y zinc, aunque la deficiencia varía según el tipo de deporte.

La creatina también ofrece beneficios. Es un suplemento popular que mejora la capacidad para entrenar a alta intensidad y contribuye a aumentar la masa muscular y la fuerza. En adultos mayores, el aumento de fosfocreatina muscular se asocia con un mayor volumen muscular y potencia en la extensión de la rodilla. Se ha demostrado que el entrenamiento de fuerza combinado con creatina mejora la masa muscular y la fuerza en adultos de cincuenta a setenta y dos años, sin efectos adversos en la función renal o hepática. El monohidrato de creatina puede ser un buen suplemento para considerar en deportistas máster y adultos mayores.

Otra sustancia interesante para los deportistas máster son los nitratos. Nuestras células endoteliales producen óxido nítrico (ON), un gas esencial para la función fisiológica y la salud. Con la edad, la producción y biodisponibilidad de ON disminuyen. El ON promueve la vasodilatación, lo que aumenta el suministro de oxígeno y nutrientes a los tejidos, incluidos los músculos. El ON se puede producir a partir de arginina, un aminoácido presente en pescados, frutos secos y legumbres, o a partir de nitratos de la dieta, principalmente en vegetales. Los nitratos se convierten en nitrito y luego en ON. El consumo de nitratos inorgánicos, presentes en vegetales como la remolacha, las espinacas y la rúcula, se asocia con una menor presión arterial debido a su efecto en la producción de óxido nítrico y vasodilatación. Esto es especialmente relevante con la edad, ya que las arterias se endurecen y la vasodilatación disminuye. La suplementación con nitratos ha demostrado mejorar la función vascular en personas mayores, reduciendo la presión arterial y aumentando la entrega de nutrientes al músculo, lo que mejora la sensibilidad anabólica.

El viaje de Charles Eugster, quien comenzó a destacar en el remo a los sesenta años y se convirtió en un ejemplo de envejecimiento activo, nos enseña una lección valiosa sobre la importancia del ejercicio en la vida de los adultos mayores. Su historia ilustra que la edad no es una barrera para comenzar y que la dedicación al deporte y un buen estilo de vida pueden transformar tanto el cuerpo como la mente.

El fenómeno del envejecimiento de la población mundial es innegable, y con él vienen desafíos fisiológicos como la pérdida de masa muscular, la disminución de la capacidad cardiovascular y la reducción de la tasa metabólica. Sin embargo, la investigación demuestra que una vida activa y el ejercicio regular pueden mitigar estos efectos y ofrecer el elixir para una vida más saludable y prolongada.

Los atletas máster, aquellos que superan los cuarenta años y continúan compitiendo en deportes de alto nivel, son un testimonio del poder del ejercicio. Sus logros en eventos como maratones, triatlones y levantamiento de pesas desafían las expectativas sobre la capacidad física en la vejez y proporcionan una prueba tangible de que la edad no debe ser una limitación. Estos atletas no solo reducen su riesgo de enfermedades crónicas, sino que también demuestran que la participación en deportes puede mejorar significativamente la calidad de vida.

La nutrición juega un papel crucial en el rendimiento y la salud. La correcta ingesta de proteínas, carbohidratos y grasas, junto con una adecuada ingesta o suplementación de micronutrientes, es esencial para mantener la masa muscular y optimizar el rendimiento. La resistencia anabólica es un desafío que se puede superar con estrategias específicas de entrenamiento de fuerza y nutrición, lo que permite a los atletas mayores mantener su fuerza y funcionalidad.

Además, el uso de suplementos como la creatina y los nitratos puede ofrecer beneficios adicionales. La creatina, en particular, ha demostrado ser eficaz para mejorar la masa muscular y la fuerza en adultos mayores. Los nitratos, presentes en vegetales como la remolacha y las espinacas, pueden mejorar la función vascular y la entrega de nutrientes al músculo, promoviendo una mejor salud cardiovascular y rendimiento físico.

El caso de Ina Koolhaas Revers, campeona mundial de levantamiento de pesas a los setenta y un años, refuerza el mensaje central de este capítulo: nunca es tarde para empezar a entrenar y desafiar los límites. Su impresionante rendimiento y composición corporal muestran que la dedicación al entrenamiento de fuerza y la nutrición adecuada pueden llevar a mejoras significativas en la salud y el rendimiento, incluso en edades avanzadas.

En resumen, la edad no debe ser una excusa para abandonar el ejercicio o la búsqueda de una vida activa. En cambio, debe ser un motivador para adoptar un estilo de vida que incluya ejercicio regular, una nutrición adecuada y una mentalidad positiva. Como demuestran los atletas máster es posible envejecer con una admirable forma física y salud, demostrando que, con la combinación correcta de esfuerzo y dedicación, podemos superar algunas de las barreras del envejecimiento y vivir una vida plena y saludable.

¡Así que sigue entrenando, come bien y nunca dejes de desafiarte a ti mismo!

AGRADECIMIENTOS

Quiero dedicar estas últimas líneas a agradecer, desde lo más profundo de mi corazón, a quienes han hecho posible este camino lleno de aprendizajes, sueños y felicidad compartida.

A Nazaret, mi pareja y compañera, gracias por comprender mis ausencias y ser la fuerza que impulsa mis días. Tu paciencia, apoyo y amor son mi refugio y alegría.

A mi madre, gracias por ser el sendero que me guía, el abrazo que siempre está. Y a ti, papá, que, aunque te fuiste, vives en cada logro y en cada paso que doy. En tu manera de enseñarme y ser está el mejor regalo que me pudiste dar.

A mi amigo y compañero Pedro Carrera, gracias por compartir generosamente tu conocimiento y enseñanzas; tu amistad ha sido un pilar invaluable en este viaje. A mis mentores académicos, en especial al Dr. Raúl Luque, te agradezco haberme mostrado el fascinante mundo de la Biología Celular y haberme guiado con tanto esmero y paciencia en el doctorado.

Finalmente, gracias a Eugenio Fernández por brindarme la oportunidad de lanzarme al mundo de la divulgación, y a mis editoras Sofía e Irene, sin cuyo apoyo y dedicación este proyecto no sería lo que es hoy.

A todos ustedes, gracias por llegar aquí y hacer que este camino sea una experiencia de vida tan plena y significativa.

BIBLIOGRAFÍA

Ainsley Dean, P. J., Arikan, G., Opitz, B. y Sterr, A. (2017). Potential for use of creatine supplementation following mild traumatic brain injury. Concussion (London, England), 2(2), CNC34. https://doi.org/10.2217/cnc-2016-0016

Alonso, N., Meinitzer, A., Fritz-Petrin, E., Enko, D. y Herrmann, M. (2023). Role of Vitamin K in Bone and Muscle Metabolism. Calcified tissue international, 112(2), 178–196. https://doi.org/10.1007/s00223-022-00955-3

Ancient Olympians Followed "Atkins" Diet, Scholar Says. National Geographic News. (http://news.nationalgeographic.com/news/2004/08/0810_040810_olympic_food.html   - link no longer working)

Barnard, N. D., Goldman, D. M., Loomis, J. F., Kahleova, H., Levin, S. M., Neabore, S. y Batts, T. C. (2019). Plant-Based Diets for Cardiovascular Safety and Performance in Endurance Sports. Nutrients, 11(1), 130. https://doi.org/10.3390/nu11010130

Barrett, E. C., McBurney, M. I. y Ciappio, E. D. (2014). ω-3 fatty acid supplementation as a potential therapeutic aid for the recovery from mild traumatic brain injury/concussion. Advances in nutrition (Bethesda, Md.), 5(3), 268–277. https://doi.org/10.3945/an.113.005280

Barzegar, H., Arazi, H., Mohebbi, H., Sheykhlouvand, M. y Forbes, S. C. (2022). Caffeine coingested with carbohydrate on performance recovery in national-level paddlers: a randomized, double-blind, crossover, placebo-controlled trial. The Journal of sports medicine and physical fitness, 62(3), 337–342. https://doi.org/10.23736/S0022-4707.21.12125-5

Beis, L. Y., Willkomm, L., Ross, R., Bekele, Z., Wolde, B., Fudge, B. y Pitsiladis y. P. (2011). Food and macronutrient intake of elite Ethiopian distance runners. Journal of the International Society of Sports Nutrition, 8, 7. https://doi.org/10.1186/1550-2783-8-7

Bergström, J., Hermansen, L., Hultman, E. y Saltin, B. (1967). Diet, muscle glycogen and physical performance. Acta physiologica Scandinavica, 71(2), 140–150. https://doi.org/10.1111/j.1748-1716.1967.tb03720.x

Best, R., McDonald, K., Hurst, P. y Pickering, C. (2021). Can taste be ergogenic?. European journal of nutrition, 60(1), 45–54. https://doi.org/10.1007/s00394-020-02274-5

Broom, D. R., Stensel, D. J., Bishop, N. C., Burns, S. F. y Miyashita, M. (2007). Exercise-induced suppression of acylated ghrelin in humans. Journal of applied physiology (Bethesda, Md.: 1985), 102(6), 2165–2171. https://doi.org/10.1152/japplphysiol.00759.2006

Burton, I. y McCormack, A. (2023). Nutritional Supplements in the Clinical Management of Tendinopathy: A Scoping Review. Journal of sport rehabilitation, 32(5), 493–504. https://doi.org/10.1123/jsr.2022-0244

Campbell, W. W. y Leidy, H. J. (2007). Dietary protein and resistance training effects on muscle and body composition in older persons. Journal of the American College of Nutrition, 26(6), 696S–703S. https://doi.org/10.1080/07315724.2007.10719650

Ciuris, C., Lynch, H. M., Wharton, C. y Johnston, C. S. (2019). A Comparison of Dietary Protein Digestibility, Based on DIAAS Scoring, in Vegetarian and Non-Vegetarian Athletes. Nutrients, 11(12), 3016. https://doi.org/10.3390/nu11123016

Close, G. L., Sale, C., Baar, K. y Bermon, S. (2019). Nutrition for the Prevention and Treatment of Injuries in Track and Field Athletes. International journal of sport nutrition and exercise metabolism, 29(2), 189–197. https://doi.org/10.1123/ijsnem.2018-0290

Collins, J., Maughan, R. J., Gleeson, M., Bilsborough, J., Jeukendrup, A., Morton, J. P., Phillips, S. M., Armstrong, L., Burke, L. M., Close, G. L., Duffield, R., Larson-Meyer, E., Louis, J., Medina, D., Meyer, F., Rollo, I., Sundgot-Borgen, J., Wall, B. T., Boullosa, B., Dupont, G.,...McCall, A. (2021). UEFA expert group statement on nutrition in elite football. Current evidence to inform practical recommendations and guide future research. British journal of sports medicine, 55(8), 416. https://doi.org/10.1136/bjsports-2019-101961

Córdova, A., Drobnic, F., Noriega-González, D., Caballero-García, A., Roche, E. y Alvarez-Mon, M. (2023). Is Curcumine Useful in the Treatment and Prevention of the Tendinopathy and Myotendinous Junction Injury? A Scoping Review. Nutrients, 15(2), 384. https://doi.org/10.3390/nu15020384

Craddock, J. C., Probst y. C. y Peoples, G. E. (2016). Vegetarian and Omnivorous Nutrition - Comparing Physical Performance. International journal of sport nutrition and exercise metabolism, 26(3), 212–220. https://doi.org/10.1123/ijsnem.2015-0231

Craddock, J. C., Probst y. C., Neale, E. P. y Peoples, G. E. (2022). A Cross-Sectional Comparison of the Whole Blood Fatty Acid Profile and Omega-3 Index of Male Vegan and Omnivorous Endurance Athletes. Journal of the American Nutrition Association, 41(3), 333–341. https://doi.org/10.1080/07315724.2021.1886196

Da Rocha Lemos Costa, T. M., Borba, V. Z. C., Correa, R. G. P. y Moreira, C. A. (2022). Stress fractures. Archives of endocrinology and metabolism, 66(5), 765–773. https://doi.org/10.20945/2359-3997000000562

Da Silva, W. F., Lopes-Silva, J. P., Camati Felippe, L. J., Ferreira, G. A., Lima-Silva, A. E. y Silva-Cavalcante, M. D. (2023). Is caffeine mouth rinsing an effective strategy to improve physical and cognitive performance? A systematic review. Critical reviews in food science and nutrition, 63(3), 438–446. https://doi.org/10.1080/10408398.2021.1949576

Derman, W., Badenhorst, M., Eken, M., Gomez-Ezeiza, J., Fitzpatrick, J., Gleeson, M., Kunorozva, L., Mjosund, K., Mountjoy, M., Sewry, N. y Schwellnus, M. (2022). Risk factors associated with acute respiratory illnesses in athletes: a systematic review by a subgroup of the IOC consensus on 'acute respiratory illness in the athlete'. British journal of sports medicine, 56(11), 639–650. https://doi.org/10.1136/bjsports-2021-104795

Deutz, N. E., Pereira, S. L., Hays, N. P., Oliver, J. S., Edens, N. K., Evans, C. M. y Wolfe, R. R. (2013). Effect of β-hydroxy-β-methylbutyrate (HMB) on lean body mass during 10 days of bed rest in older adults. Clinical nutrition (Edinburgh, Scotland), 32(5), 704–712. https://doi.org/10.1016/j.clnu.2013.02.011

Devries, M. C., Sithamparapillai, A., Brimble, K. S., Banfield, L., Morton, R. W. y Phillips, S. M. (2018). Changes in Kidney Function Do Not Differ between Healthy Adults Consuming Higher- Compared with Lower- or Normal-Protein Diets: A Systematic Review and Meta-Analysis. The Journal of nutrition, 148(11), 1760–1775. https://doi.org/10.1093/jn/nxy197

Devrim-Lanpir, A., Hill, L. y Knechtle, B. (2021). Efficacy of Popular Diets Applied by Endurance Athletes on Sports Performance: Beneficial or Detrimental? A Narrative Review. Nutrients, 13(2), 491. https://doi.org/10.3390/nu13020491

Dhote, V. V., Raja, M. K. M. M., Samundre, P., Sharma, S., Anwikar, S. y Upaganlawar, A. B. (2022). Sports-Related Brain Injury and Neurodegeneration in Athletes. Current molecular pharmacology, 15(1), 51–76. https://doi.org/10.2174/1874467214666210910114324

Dirks, M. L., Stephens, F. B., Jackman, S. R., Galera Gordo, J., Machin, D. J., Pulsford, R. M., van Loon, L. J. C. y Wall, B. T. (2018). A single day of bed rest, irrespective of energy balance, does not affect skeletal muscle gene expression or insulin sensitivity. Experimental physiology, 103(6), 860–875. https://doi.org/10.1113/EP086961

Dolan, E. y Sale, C. (2019). Protein and bone health across the lifespan. The Proceedings of the Nutrition Society, 78(1), 45–55. https://doi.org/10.1017/S0029665118001180

Domínguez Herrera, R., Sánchez-Oliver, A. J. y Mata Ordóñez, F. (2017). Nutrición deportiva aplicada: guía para optimizar el rendimiento. ICB.

Dünnwald, T., Gatterer, H., Faulhaber, M., Arvandi, M. y Schobersberger, W. (2019). Body Composition and Body Weight Changes at Different Altitude Levels: A Systematic Review and Meta-Analysis. Frontiers in physiology, 10, 430. https://doi.org/10.3389/fphys.2019.00430

Edens, B. M. y Bronner, M. E. (2024). Making developmental sense of the senses, their origin and function. Current topics in developmental biology, 159, 132–167. https://doi.org/10.1016/bs.ctdb.2024.01.015

Edouard, P., Richardson, A., Murray, A., Duncan, J., Glover, D., Kiss, M., Depiesse, F. y Branco, P. (2019). Ten Tips to Hurdle the Injuries and Illnesses During Major Athletics Championships: Practical Recommendations and Resources. Frontiers in sports and active living, 1, 12. https://doi.org/10.3389/fspor.2019.00012

Egan J. M. (2024). Physiological Integration of Taste and Metabolism. The New England journal of medicine, 390(18), 1699–1710. https://doi.org/10.1056/NEJMra2304578

Espinosa del Pozo, A. V. y Mata Ordóñez, F. (2023). El sueño en los deportistas: ¿Cómo puede ayudar la nutrición? Sport Training Magazine, 109, 62-69.

Espinosa del Pozo, A. V. y Mata Ordóñez, F. (2023). Radicales libres: ¿Amigos fisiológicos o enemigos patológicos? Sport Training Magazine, 110, 42-46.

Finnegan, E., Daly, E., Pearce, A. J. y Ryan, L. (2022). Nutritional interventions to support acute mTBI recovery. Frontiers in nutrition, 9, 977728. https://doi.org/10.3389/fnut.2022.977728

Foster, C., Barroso, R., Beneke, R., Bok, D., Boullosa, D., Casado, A., Chamari, K., Cortis, C., Koning, J., Fusco, A., Haugen, T., Lucía, A., Mujika, I., Pyne, D., Rodríguez-Marroyo, J. A., Sandbakk, O. y Seiler, S. (2022). How to Succeed as an Athlete: What We Know, What We Need to Know. International journal of sports physiology and performance, 17(3), 333–334. https://doi.org/10.1123/ijspp.2021-0541

Furrer, R., Hawley, J. A. y Handschin, C. (2023). The molecular athlete: exercise physiology from mechanisms to medals. Physiological reviews, 103(3), 1693–1787. https://doi.org/10.1152/physrev.00017.2022

Gavel, E. H., Hawke, K. V., Bentley, D. J. y Logan-Sprenger, H. M. (2021). Menthol Mouth Rinsing Is More Than Just a Mouth Wash-Swilling of Menthol to Improve Physiological Performance. Frontiers in nutrition, 8, 691695. https://doi.org/10.3389/fnut.2021.691695

Gonzalez, J. T., Fuchs, C. J., Betts, J. A. y van Loon, L. J. (2016). Liver glycogen metabolism during and after prolonged endurance-type exercise. American journal of physiology. Endocrinology and metabolism, 311(3), E543–E553. https://doi.org/10.1152/ajpendo.00232.2016

Gonzalez, J. T. y Wallis, G. A. (2021). Carb-conscious: the role of carbohydrate intake in recovery from exercise. Current opinion in clinical nutrition and metabolic care, 24(4), 364–371. https://doi.org/10.1097/MCO.0000000000000761

Gordon, B.L., Kohn, L.A., Levine, S.A., Matton, M., Scriver, W.D. y Whiting, W.B. (1925). Sugar content of the blood in runners following a marathon race: with especial reference to the prevention of hypoglycemia: further observations. Jama, 85, 508-509.

Grandjean A. C. (1997). Diets of elite athletes: has the discipline of sports nutrition made an impact?. The Journal of nutrition, 127(5 Suppl), 874S–877S. https://doi.org/10.1093/jn/127.5.874S

Griffiths, A., Shannon, O., Matu, J., King, R., Deighton, K. y O'Hara, J. P. (2019). Response: Commentary on the effects of hypoxia on energy substrate use during exercise. Journal of the International Society of Sports Nutrition, 16(1), 61. https://doi.org/10.1186/s12970-019-0330-7

Grivetti, L. E. y Applegate, E. A. (1997). From Olympia to Atlanta: a cultural-historical perspective on diet and athletic training. The Journal of nutrition, 127(5 Suppl), 860S–868S. https://doi.org/10.1093/jn/127.5.860S

Hammond, K. M., Sale, C., Fraser, W., Tang, J., Shepherd, S. O., Strauss, J. A., Close, G. L., Cocks, M., Louis, J., Pugh, J., Stewart, C., Sharples, A. P. y Morton, J. P. (2019). Post-exercise carbohydrate and energy availability induce independent effects on skeletal muscle cell signalling and bone turnover: implications for training adaptation. The Journal of physiology, 597(18), 4779–4796. https://doi.org/10.1113/JP278209

Harris, R. C., Wise, J. A., Price, K. A., Kim, H. J., Kim, C. K. y Sale, C. (2012). Determinants of muscle carnosine content. Amino acids, 43(1), 5–12. https://doi.org/10.1007/s00726-012-1233-y

Hawley, J. A., Maughan, R. J. y Hargreaves, M. (2015). Exercise Metabolism: Historical Perspective. Cell metabolism, 22(1), 12–17. https://doi.org/10.1016/j.cmet.2015.06.016

He, C. S., Aw Yong, X. H., Walsh, N. P. y Gleeson, M. (2016). Is there an optimal vitamin D status for immunity in athletes and military personnel?. Exercise immunology review, 22, 42–64.

Hermans, W. J. H., Senden, J. M., Churchward-Venne, T. A., Paulussen, K. J. M., Fuchs, C. J., Smeets, J. S. J., van Loon, J. J. A., Verdijk, L. B. y van Loon, L. J. C. (2021). Insects are a viable protein source for human consumption: from insect protein digestion to postprandial muscle protein synthesis in vivo in humans: a double-blind randomized trial. The American journal of clinical nutrition, 114(3), 934–944. https://doi.org/10.1093/ajcn/nqab115

Hevia-Larraín, V., Gualano, B., Longobardi, I., Gil, S., Fernandes, A. L., Costa, L. A. R., Pereira, R. M. R., Artioli, G. G., Phillips, S. M. y Roschel, H. (2021). High-Protein Plant-Based Diet Versus a Protein-Matched Omnivorous Diet to Support Resistance Training Adaptations: A Comparison Between Habitual Vegans and Omnivores. Sports medicine (Auckland, N.Z.), 51(6), 1317–1330. https://doi.org/10.1007/s40279-021-01434-9

Hijlkema, A., Roozenboom, C., Mensink, M. y Zwerver, J. (2022). The impact of nutrition on tendon health and tendinopathy: a systematic review. Journal of the International Society of Sports Nutrition, 19(1), 474–504. https://doi.org/10.1080/15502783.2022.2104130

Holwerda, A. M. y van Loon, L. J. C. (2022). The impact of collagen protein ingestion on musculoskeletal connective tissue remodeling: a narrative review. Nutrition reviews, 80(6), 1497–1514. https://doi.org/10.1093/nutrit/nuab083

Huang, L., Li, M., Deng, C., Qiu, J., Wang, K., Chang, M., Zhou, S., Gu y., Shen y., Wang, W., Huang, Z. y Sun, H. (2022). Potential Therapeutic Strategies for Skeletal Muscle Atrophy. Antioxidants (Basel, Switzerland), 12(1), 44. https://doi.org/10.3390/antiox12010044

Ikonen, N., Savolainen-Kopra, C., Enstone, J. E., Kulmala, I., Pasanen, P., Salmela, A., Salo, S., Nguyen-Van-Tam, J. S., Ruutu, P. y PANDHUB consortium (2018). Deposition of respiratory virus pathogens on frequently touched surfaces at airports. BMC infectious diseases, 18(1), 437. https://doi.org/10.1186/s12879-018-3150-5

Iwasa-Madge, K. y Wegener, J. (2020). Knowledge and Perceptions of Plant-Based Diets among Competitive and Recreational Athletes. Canadian journal of dietetic practice and research : a publication of Dietitians of Canada = Revue canadienne de la pratique et de la recherche en dietetique : une publication des Dietetistes du Canada, 81(4), 204–209. https://doi.org/10.3148/cjdpr-2020-016

Jotwani, V. M., Aflatooni, J. O., Barter, L. E. y Harris, J. D. (2022). Management of Stress Fractures in Ballet. The Journal of the American Academy of Orthopaedic Surgeons, 30(12), 543–553. https://doi.org/10.5435/JAAOS-D-21-01021

Juhasz, I., Kopkane, J. P., Hajdu, P., Szalay, G., Kopper, B. y Tihanyi, J. (2018). Creatine Supplementation Supports the Rehabilitation of Adolescent Fin Swimmers in Tendon Overuse Injury Cases. Journal of sports science y medicine, 17(2), 279–288.

Kalra, S., Banderwal, R., Arora, K., Kumar, S., Singh, G., Chawla, P. A., Behl, T., Sehgal, A., Singh, S., Bhatia, S., Al-Harrasi, A., Aleya, L. y Dhiman, A. (2022). An update on pathophysiology and treatment of sports-mediated brain injury. Environmental science and pollution research international, 29(12), 16786–16798. https://doi.org/10.1007/s11356-021-18391-5

Kaviani, M., Shaw, K. y Chilibeck, P. D. (2020). Benefits of Creatine Supplementation for Vegetarians Compared to Omnivorous Athletes: A Systematic Review. International journal of environmental research and public health, 17(9), 3041. https://doi.org/10.3390/ijerph17093041

Keizer, H. A., Kuipers, H., van Kranenburg, G. y Geurten, P. (1987). Influence of liquid and solid meals on muscle glycogen resynthesis, plasma fuel hormone response, and maximal physical working capacity. International journal of sports medicine, 8(2), 99–104. https://doi.org/10.1055/s-2008-1025649

Kelly, S., Pollock, N., Polglass, G. y Clarsen, B. (2022). Injury and Illness in Elite Athletics: A Prospective Cohort Study Over Three Seasons. International journal of sports physical therapy, 17(3), 420–433. https://doi.org/10.26603/001c.32589

Kew, M. E., Cavanaugh, J. T., Elnemer, W. G. y Marx, R. G. (2022). Return to Play after Posterior Cruciate Ligament Injuries. Current reviews in musculoskeletal medicine, 15(6), 606–615. https://doi.org/10.1007/s12178-022-09794-z

Kilroe, S. P., Fulford, J., Jackman, S., Holwerda, A., Gijsen, A., van Loon, L. y Wall, B. T. (2021). Dietary protein intake does not modulate daily myofibrillar protein synthesis rates or loss of muscle mass and function during short-term immobilization in young men: a randomized controlled trial. The American journal of clinical nutrition, 113(3), 548–561. https://doi.org/10.1093/ajcn/nqaa136

Kondo, E., Shiose, K., Osawa, T., Motonaga, K., Kamei, A., Nakajima, K., Sagayama, H., Wada, T., Nishiguchi, S. y Takahashi, H. (2021). Effects of an overnight high-carbohydrate meal on muscle glycogen after rapid weight loss in male collegiate wrestlers. BMC sports science, medicine y rehabilitation, 13(1), 96. https://doi.org/10.1186/s13102-021-00325-w

Kviatkovsky, S. A., Hickner, R. C. y Ormsbee, M. J. (2022). Collagen peptide supplementation for pain and function: is it effective?. Current opinion in clinical nutrition and metabolic care, 25(6), 401–406. https://doi.org/10.1097/MCO.0000000000000870

Larsen, H. B., Christensen, D. L., Nolan, T. y Søndergaard, H. (2004). Body dimensions, exercise capacity and physical activity level of adolescent Nandi boys in western Kenya. Annals of human biology, 31(2), 159–173. https://doi.org/10.1080/03014460410001663416

Labidi, M. y Racinais, S. (29 de abril, 2024). Beating the heat- Your guideline for winning against the heat. https://journal.aspetar.com/en/archive/volume-13-targeted-topic-sports-medicine-in-athletics/beating-the-heat-your-guideline-for-winning-against-the-heat

Lawler, T. P. y Cialdella-Kam, L. (2020). Non-carbohydrate Dietary Factors and Their Influence on Post-Exercise Glycogen Storage: a Review. Current nutrition reports, 9(4), 394–404. https://doi.org/10.1007/s13668-020-00335-z

Lim, M. T., Pan, B. J., Toh, D. W. K., Sutanto, C. N. y Kim, J. E. (2021). Animal Protein versus Plant Protein in Supporting Lean Mass and Muscle Strength: A Systematic Review and Meta-Analysis of Randomized Controlled Trials. Nutrients, 13(2), 661. https://doi.org/10.3390/nu13020661

Lis, D. M. y Baar, K. (2019). Effects of Different Vitamin C-Enriched Collagen Derivatives on Collagen Synthesis. International journal of sport nutrition and exercise metabolism, 9(5), 526–531.

Lis, D. M., Kings, D. y Larson-Meyer, D. E. (2019). Dietary Practices Adopted by Track-and-Field Athletes: Gluten-Free, Low FODMAP, Vegetarian, and Fasting. International journal of sport nutrition and exercise metabolism, 29(2), 236–245. https://doi.org/10.1123/ijsnem.2018-0309

Loureiro, L. M. R., Dos Santos Neto, E., Molina, G. E., Amato, A. A., Arruda, S. F., Reis, C. E. G. y da Costa, T. H. M. (2021). Coffee Increases Post-Exercise Muscle Glycogen Recovery in Endurance Athletes: A Randomized Clinical Trial. Nutrients, 13(10), 3335. https://doi.org/10.3390/nu13103335

Lust CAC, Mountjoy M, Robinson LE, Oliver JM, Ma DWL. Sports-related concussions and subconcussive impacts in athletes: incidence, diagnosis, and the emerging role of EPA and DHA. Appl Physiol Nutr Metab. 2020 Aug;45(8):886-892. doi: 10.1139/apnm-2019-0555. Epub 2020 Mar 2.

Lynch, H., Johnston, C. y Wharton, C. (2018). Plant-Based Diets: Considerations for Environmental Impact, Protein Quality, and Exercise Performance. Nutrients, 10(12), 1841. https://doi.org/10.3390/nu10121841

Ma, X., Tan, H., Hu, M., He, S., Zou, L. y Pan, H. (2021). The impact of plant-based diets on female bone mineral density: Evidence based on seventeen studies. Medicine, 100(46), e27480. https://doi.org/10.1097/MD.0000000000027480

Maroon, J. C., Mathyssek, C. M., Bost, J. W., Amos, A., Winkelman, R. yates, A. P., Duca, M. A. y Norwig, J. A. (2015). Vitamin D profile in National Football League players. The

American journal of sports medicine, 43(5), 1241–1245. https://doi.org/10.1177/0363546514567297

Mata Ordóñez, F. y López, M. (2024). Dieta basada en plantas (DBP) para deportistas: ¿Moda o realidad? Sport Training Magazine, 115, 58-70.

Mata Ordóñez, F. (2023). La nutrición en la recuperación de lesiones. Sport Training Magazine, 106, 56-60.

Mata Ordóñez, F. (2023). Vitaminas y minerales en atletas: ¿Son necesarios? 1ª parte. Sport Training Magazine, 111, 54-57.

Mata Ordóñez, F. (2023). Calambres musculares durante el ejercicio: ¿Puede ayudar la nutrición? Sport Training Magazine, 107, 56-60.

Mata Ordóñez, F., Oliver, A. J. S., Bastos, P. C., Guillén, L. S. y Domínguez, R. (2017). Mejora del sueño en deportistas: Uso de suplementos nutricionales [Review of Mejora del sueño en deportistas: Uso de suplementos nutricionales]. Archivos de Medicina del Deporte, 34(2), 93-99. Archivos de Medicina del Deporte.

Mata Ordóñez, F., Tur, C. y Ahumada, F. (2020). Hidrogeles: una nueva revolución en la nutrición deportiva. Sport Training Magazine, 93, 50-53.

Mata Ordóñez, F. (2020) Nutrición y sistema inmune en el deportista: ¿en qué te puede ayudar? Sport Training Magazine, 90, 52-55

Mata Ordóñez, F. (2021). Problemas gastrointestinales en deportistas: ¿qué podemos hacer desde la nutrición? Sport Training Magazine, 98, 56-59.

Mata Ordóñez, F. (2024). Suplementar o no suplementar, esa es la cuestión. Sport Training Magazine, 116, 53-59.

Mata Ordóñez, F. (2024). Vitamina D y rendimiento. Sport Training Magazine, 113, 62-67.

Mata Ordóñez, F., Carrera Bastos, P., Domínguez, R. y Sánchez-Oliver, A. J. (2018). Importancia del sueño en el rendimiento y la salud del deportista. e-Motion: Revista de Educación, Motricidad e Investigación, (11), 70-82. https://doi.org/10.33776/remo.v0i11.3437

Mata Ordóñez, F., Grimaldi-Puyana, M. y Sánchez-Oliver, A. J. (2019). Reposición del Glucógeno Muscular en la Recuperación del Deportista. SPORT TK-Revista EuroAmericana de Ciencias del Deporte, 8(1), 57–66. https://doi.org/10.6018/sportk.362071

Mata Ordóñez, F. y Novella María-Fernández, F. (2020). Nutrición en la prevención y la recuperación de lesiones deportivas. En Nutrición deportiva [Recurso electrónico]: desde la fisiología a la práctica (pp. 221-231). Editorial Médica Panamericana.

Mata Ordóñez, F. y Tur, C. (2021). Deficiencia de hierro en atletas: ¿qué podemos hacer desde la nutrición? Sport Training Magazine, 94, 54-57.

Mata Ordóñez, F. y Novella María-Fernández, F. (2020). Nutrición en la prevención y la recuperación de lesiones deportivas. En Nutrición deportiva [Recurso electrónico]: desde la fisiología a la práctica (pp. 221-231). Editorial Médica Panamericana.

McGlory, C., van Vliet, S., Stokes, T., Mittendorfer, B. y Phillips, S. M. (2019). The impact of exercise and nutrition on the regulation of skeletal muscle mass. The Journal of physiology, 597(5), 1251–1258. https://doi.org/10.1113/JP275443

Miller, K. C., McDermott, B. P. yeargin, S. W., Fiol, A. y Schwellnus, M. P. (2022). An Evidence-Based Review of the Pathophysiology, Treatment, and Prevention of Exercise-Associated Muscle Cramps. Journal of athletic training, 57(1), 5–15. https://doi.org/10.4085/1062-6050-0696.20

Monteyne, A. J., Coelho, M. O. C., Murton, A. J., Abdelrahman, D. R., Blackwell, J. R., Koscien, C. P., Knapp, K. M., Fulford, J., Finnigan, T. J. A., Dirks, M. L., Stephens, F. B. y Wall, B. T. (2023). Vegan and Omnivorous High Protein Diets Support Comparable Daily Myofibrillar Protein Synthesis Rates and Skeletal Muscle Hypertrophy in Young Adults. The Journal of nutrition, 153(6), 1680–1695. https://doi.org/10.1016/j.tjnut.2023.02.023

Monteyne, A. J., Coelho, M. O. C., Porter, C., Abdelrahman, D. R., Jameson, T. S. O., Jackman, S. R., Blackwell, J. R., Finnigan, T. J. A., Stephens, F. B., Dirks, M. L. y Wall, B. T. (2020). Mycoprotein ingestion stimulates protein synthesis rates to a greater extent than milk protein in rested and exercised skeletal muscle of healthy young men: a randomized controlled trial. The American journal of clinical nutrition, 112(2), 318–333. https://doi.org/10.1093/ajcn/nqaa092

Nebl, J., Haufe, S., Eigendorf, J., Wasserfurth, P., Tegtbur, U. y Hahn, A. (2019). Exercise capacity of vegan, lacto-ovo-vegetarian and omnivorous recreational runners. Journal of the International Society of Sports Nutrition, 16(1), 23. https://doi.org/10.1186/s12970-019-0289-4

Nebl, J., Schuchardt, J. P., Ströhle, A., Wasserfurth, P., Haufe, S., Eigendorf, J., Tegtbur, U. y Hahn, A. (2019). Micronutrient Status of Recreational Runners with Vegetarian or Non-Vegetarian Dietary Patterns. Nutrients, 11(5), 1146. https://doi.org/10.3390/nu11051146

Noriega-González, D. C., Drobnic, F., Caballero-García, A., Roche, E., Perez-Valdecantos, D. y **Córdova, A. (2022).** Effect of Vitamin C on Tendinopathy Recovery: A Scoping Review. Nutrients, 14(13), 2663. https://doi.org/10.3390/nu14132663

Nunes, E. A., Stokes, T., McKendry, J., Currier, B. S. y Phillips, S. M. (2022). Disuse-induced skeletal muscle atrophy in disease and nondisease states in humans: mechanisms, prevention, and recovery strategies. American journal of physiology. Cell physiology, 322(6), C1068–C1084. https://doi.org/10.1152/ajpcell.00425.2021

Nyland, J., Pyle, B., Krupp, R., Kittle, G., Richards, J. y Brey, J. (2022). ACL microtrauma: healing through nutrition, modified sports training, and increased recovery time. Journal of experimental orthopaedics, 9(1), 121. https://doi.org/10.1186/s40634-022-00561-0

Oikawa, S. Y., Kamal, M. J., Webb, E. K., McGlory, C., Baker, S. K. y Phillips, S. M. (2020). Whey protein but not collagen peptides stimulate acute and longer-term muscle protein synthesis with and without resistance exercise in healthy older women: a randomized controlled trial. The American journal of clinical nutrition, 111(3), 708–718. https://doi.org/10.1093/ajcn/nqz332

Oliver, B. (2014). The Commonwealth Games: Extraordinary Stories behind the Medals. Bloomsbury.

Oliver, B. (22 de noviembre de 2019). How Ron Hill ate his way into marathon-running history. Inside the games. https://www.insidethegames.biz/articles/1085027/ron-hill-marathon-innovator-big-read

Oliver, J. M., Anzalone, A. J. y Turner, S. M. (2018). Protection Before Impact: the Potential Neuroprotective Role of Nutritional Supplementation in Sports-Related Head Trauma. Sports medicine (Auckland, N.Z.), 48(Suppl 1), 39–52. https://doi.org/10.1007/s40279-017-0847-3

Onywera, V. O., Kiplamai, F. K., Boit, M. K. y Pitsiladis y. P. (2004). Food and macronutrient intake of elite kenyan distance runners. International journal of sport nutrition and exercise metabolism, 14(6), 709–719. https://doi.org/10.1123/ijsnem.14.6.709

Painelli, V. S., Brietzke, C., Franco-Alvarenga, P. E., Canestri, R., Vinícius, Í. y Pires, F. O. (2022). A Narrative Review of Current Concerns and Future Perspectives of the Carbohydrate Mouth Rinse Effects on Exercise Performance. SAGE open medicine, 10, 20503121221098120. https://doi.org/10.1177/20503121221098120

Palmer, C. R., Blekkenhorst, L. C., Lewis, J. R., Ward, N. C., Schultz, C. J., Hodgson, J. M., Croft, K. D. y Sim, M. (2020). Quantifying dietary vitamin K and its link to cardiovascular health: a narrative review. Food y function, 11(4), 2826–2837. https://doi.org/10.1039/c9fo02321f

Papadopoulou, S. K., Mantzorou, M., Kondyli-Sarika, F., Alexandropoulou, I., Papathanasiou, J., Voulgaridou, G. y Nikolaidis, P. T. (2022). The Key Role of Nutritional

Elements on Sport Rehabilitation and the Effects of Nutrients Intake. Sports (Basel, Switzerland), 10(6), 84. https://doi.org/10.3390/sports10060084

Paula Radcliffe: Strength of mind that runs and runs in the family. (28 de noviembre, 2004). Independent. https://www.independent.co.uk/news/people/profiles/paula-radcliffe-strength-of-mind-that-runs-and-runs-in-the-family-752366.html

Pedersen, D. J., Lessard, S. J., Coffey, V. G., Churchley, E. G., Wootton, A. M., Ng, T., Watt, M. J. y Hawley, J. A. (2008). High rates of muscle glycogen resynthesis after exhaustive exercise when carbohydrate is coingested with caffeine. Journal of applied physiology (Bethesda, Md. : 1985), 105(1), 7–13. https://doi.org/10.1152/japplphysiol.01121.2007

Pinckaers, P. J. M., Trommelen, J., Snijders, T. y van Loon, L. J. C. (2021). The Anabolic Response to Plant-Based Protein Ingestion. Sports medicine (Auckland, N.Z.), 51(Suppl 1), 59–74. https://doi.org/10.1007/s40279-021-01540-8

Pinckaers, P. J. M., Kouw, I. W. K., Gorissen, S. H. M., Houben, L. H. P., Senden, J. M., Wodzig, W. K. H. W., de Groot, L. C. P. G. M., Verdijk, L. B., Snijders, T. y van Loon, L. J. C. (2023). The Muscle Protein Synthetic Response to the Ingestion of a Plant-Derived Protein Blend Does Not Differ from an Equivalent Amount of Milk Protein in Healthy Young Males. The Journal of nutrition, 152(12), 2734–2743. https://doi.org/10.1093/jn/nxac222

Pinckaers, P. J. M., Trommelen, J., Snijders, T. y van Loon, L. J. C. (2021). The Anabolic Response to Plant-Based Protein Ingestion. Sports medicine (Auckland, N.Z.), 51(Suppl 1), 59–74. https://doi.org/10.1007/s40279-021-01540-8

Prather, A. A., Janicki-Deverts, D., Hall, M. H. y Cohen, S. (2015). Behaviorally Assessed Sleep and Susceptibility to the Common Cold. Sleep, 38(9), 1353–1359. https://doi.org/10.5665/sleep.4968

Roberts, P. A., Fox, J., Peirce, N., Jones, S. W., Casey, A. y

Greenhaff, P. L. (2016). Creatine ingestion augments dietary carbohydrate mediated muscle glycogen supercompensation during the initial 24 h of recovery following prolonged exhaustive exercise in humans. Amino acids, 48(8), 1831–1842. https://doi.org/10.1007/s00726-016-2252-x

Rogerson D. (2017). Vegan diets: practical advice for athletes and exercisers. Journal of the International Society of Sports Nutrition, 14, 36. https://doi.org/10.1186/s12970-017-0192-9

Rollo, I., Gonzalez, J. T., Fuchs, C. J., van Loon, L. J. C. y Williams, C. (2020). Primary, Secondary, and Tertiary Effects of Carbohydrate Ingestion During Exercise. Sports medicine (Auckland, N.Z.), 50(11), 1863–1871. https://doi.org/10.1007/s40279-020-01343-3

Rollo, I., Carter, J. M., Close, G. L. yangüas, J., Gomez-Diaz, A., Medina Leal, D., Duda, J. L., Holohan, D., Erith, S. J. y Podlog, L. (2021). Role of sports psychology and sports nutrition in return to play from musculoskeletal injuries in professional soccer: an interdisciplinary approach. European journal of sport science, 21(7), 1054–1063. https://doi.org/10.1080/17461391.2020.1792558

Sale, C. y Elliott-Sale, K. J. (2019). Nutrition and Athlete Bone Health. Sports medicine (Auckland, N.Z.), 49(Suppl 2), 139–151. https://doi.org/10.1007/s40279-019-01161-2

Saltin, B., Kim, C. K., Terrados, N., Larsen, H., Svedenhag, J. y Rolf, C. J. (1995). Morphology, enzyme activities and buffer capacity in leg muscles of Kenyan and Scandinavian runners. Scandinavian journal of medicine y science in sports, 5(4), 222–230. https://doi.org/10.1111/j.1600-0838.1995.tb00038.x

Sánchez-Gómez, Á., Jurado-Castro, J. M., Mata, F., Sánchez-Oliver, A. J. y Domínguez, R. (2022). Effects of β-Hydroxy β-Methylbutyric Supplementation in Combination with Conservative Non-Invasive Treatments in Athletes with Patellar Tendinopathy: A Pilot Study. International journal of environmental research and public health, 19(1), 471. https://doi.org/10.3390/ijerph19010471

Schwellnus, M. P., Derman, W. E., Jordaan, E., Page, T., Lambert, M. I., Readhead, C., Roberts, C., Kohler, R., Collins, R., Kara, S., Morris, M. I., Strauss, O. y Webb, S. (2012). Elite athletes travelling to international destinations >5 time zone differences from their home country have a 2-3-fold increased risk of illness. British journal of sports medicine, 46(11), 816–821. https://doi.org/10.1136/bjsports-2012-091395

Scott, R. A., Georgiades, E., Wilson, R. H., Goodwin, W. H., Wolde, B. y Pitsiladis y. P. (2003). Demographic characteristics of elite Ethiopian endurance runners. Medicine and science in sports and exercise, 35(10), 1727–1732. https://doi.org/10.1249/01.MSS.0000089335.85254.89

Shams-White, M. M., Chung, M., Du, M., Fu, Z., Insogna, K. L., Karlsen, M. C., LeBoff, M. S., Shapses, S. A., Sackey, J., Wallace, T. C. y Weaver, C. M. (2017). Dietary protein and bone health: a systematic review and meta-analysis from the National Osteoporosis Foundation. The American journal of clinical nutrition, 105(6), 1528–1543. https://doi.org/10.3945/ajcn.116.145110

Sharma, S., Kumar, A., Choudhary, A., Sharma, S., Khurana, L., Sharma, N., Kumar, V. y Bisht, A. (2020). Neuroprotective Role of Oral Vitamin D Supplementation on Consciousness and Inflammatory Biomarkers in Determining Severity Outcome in Acute Traumatic Brain Injury Patients: A Double-Blind Randomized Clinical Trial. Clinical drug investigation, 40(4), 327–334. https://doi.org/10.1007/s40261-020-00896-5

Shaw, G., Lee-Barthel, A., Ross, M. L., Wang, B. y Baar, K. (2017). Vitamin C-enriched gelatin supplementation before intermittent activity augments collagen synthesis. The American journal of clinical nutrition, 105(1), 136–143. https://doi.org/10.3945/ajcn.116.138594

Shaw, K. A., Zello, G. A., Rodgers, C. D., Warkentin, T. D., Baerwald, A. R. y Chilibeck, P. D. (2022). Benefits of a plant-based diet and considerations for the athlete. European journal of applied physiology, 122(5), 1163–1178. https://doi.org/10.1007/s00421-022-04902-w

Signoretti, S., Lazzarino, G., Tavazzi, B. y Vagnozzi, R. (2011). The pathophysiology of concussion. PM y R : the journal of injury, function, and rehabilitation, 3(10 Suppl 2), S359–S368. https://doi.org/10.1016/j.pmrj.2011.07.018

Silveira, M. B., Scudese, E., Senna, G. W., Ferreira, A. P., Dantas, E. H. M., Ribero, L. C. P., Alvares, A. F. H. y Garcia, P. G. (2018). Microbial Contamination in Shaker Bottles among Members of Fitness Centers. Journal of Exercise Physiology Online, 21(4), 134+. https://link.gale.com/apps/doc/A626122245/HRCA?u=anon~97cf4f9dysid=googleScholaryxid=ccec6a55

Slater, G. J., Dieter, B. P., Marsh, D. J., Helms, E. R., Shaw, G. y Iraki, J. (2019). Is an Energy Surplus Required to Maximize Skeletal Muscle Hypertrophy Associated With Resistance Training. Frontiers in nutrition, 6, 131. https://doi.org/10.3389/fnut.2019.00131

Small, G. W., Siddarth, P., Li, Z., Miller, K. J., Ercoli, L., Emerson, N. D., Martinez, J., Wong, K. P., Liu, J., Merrill, D. A., Chen, S. T., Henning, S. M., Satyamurthy, N., Huang, S. C., Heber, D. y Barrio, J. R. (2018). Memory and Brain Amyloid and Tau Effects of a Bioavailable Form of Curcumin in Non-Demented Adults: A Double-Blind, Placebo-Controlled 18-Month Trial. The American journal of geriatric psychiatry : official journal of the American Association for Geriatric Psychiatry, 26(3), 266–277. https://doi.org/10.1016/j.jagp.2017.10.010

Standiford, L., O'Daniel, M., Hysell, M. y Trigger, C. (2021). A randomized cohort study of the efficacy of PO magnesium in the treatment of acute concussions in adolescents. The American journal of emergency medicine, 44, 419–422. https://doi.org/10.1016/j.ajem.2020.05.010

Stellingwerff, T., Peeling, P., Garvican-Lewis, L. A., Hall, R., Koivisto, A. E., Heikura, I. A. y Burke, L. M. (2019). Nutrition and Altitude: Strategies to Enhance Adaptation, Improve Performance and Maintain Health: A Narrative Review. Sports medicine (Auckland, N.Z.), 49(Suppl 2), 169–184. https://doi.org/10.1007/s40279-019-01159-w

The 1925 Boston Marathon in Natick. (s.f.). Natick Historical Society. https://www.natickhistoricalsociety.org/boston-marathon-natick-1925

Thomas, D. T., Erdman, K. A. y Burke, L. M. (2016). Position of the Academy of Nutrition and Dietetics, Dietitians of Canada, and the American College of Sports Medicine: Nutrition and Athletic Performance. Journal of the Academy of Nutrition and Dietetics, 116(3), 501–528. https://doi.org/10.1016/j.jand.2015.12.006

Tillett, E. y Loosemore, M. (2009). Setting standards for the prevention and management of travellers' diarrhoea in elite athletes: an audit of one team during the Youth Commonwealth Games in India. British journal of sports medicine, 43(13), 1045–1048. https://doi.org/10.1136/bjsm.2009.063396

Tipton K. D. (2015). Nutritional Support for Exercise-Induced Injuries. Sports medicine (Auckland, N.Z.), 45 Suppl 1, S93–S104. https://doi.org/10.1007/s40279-015-0398-4

Tomizawa, R. (21 de junio, 2015). Ron Clarke, Tokyo Olympian and Bronze Medalist, Dies at 78. The Olympians. https://theolympians.co/2015/06/21/ron-clarke-tokyo-olympian-and-bronze-medalist-dies-at-78/

Tomizawa, R. (3 de enero, 2018). How Marathoner Gabriela Andersen Inspired the Great Shigeo Nagashima: Never Give Up. https://theolympians.co/2018/01/03/how-marathoner-gabriela-andersen-inspired-the-great-shigeo-nagashima-never-give-up/

Townsend, R., Elliott-Sale, K. J., Currell, K., Tang, J., Fraser, W. D. y Sale, C. (2017). The Effect of Postexercise Carbohydrate and Protein Ingestion on Bone Metabolism. Medicine and science in sports and exercise, 49(6), 1209–1218. https://doi.org/10.1249/MSS.0000000000001211

Trommelen, J., Beelen, M., Pinckaers, P. J., Senden, J. M., Cermak, N. M. y Van Loon, L. J. (2016). Fructose Coingestion Does Not Accelerate Postexercise Muscle Glycogen Repletion. Medicine and science in sports and exercise, 48(5), 907–912. https://doi.org/10.1249/MSS.0000000000000829

Tur, C., Mata Ordóñez, F. y Ahumada, F. (2021). Estrategias de aclimatación: para competiciones en ambientes calurosos y húmedos. Sport Training Magazine, 95, 50-53.

Tur, C., Mata Ordóñez, F. y Ahumada, F. (2020). Carbohidratos y rendimiento: ¿qué hay de nuevo? Sport Training Magazine, 92, 52-55.

Van Der Heijden, I., Monteyne, A. J., West, S., Morton, J. P., Langan-Evans, C., Hearris, M. A., Abdelrahman, D. R., Murton, A. J., Stephens, F. B. y Wall, B. T. (2024). Plant Protein Blend Ingestion Stimulates Postexercise Myofibrillar Protein Synthesis Rates Equivalently to Whey in Resistance-Trained Adults. Medicine and science in sports and exercise, 56(8), 1467–1479. https://doi.org/10.1249/MSS.0000000000003432

Walrand, S., Gaulmin, R., Aubin, R., Sapin, V., Coste, A. y Abbot, M. (2021). Nutritional factors in sport-related concussion. Neuro-Chirurgie, 67(3), 255–258. https://doi.org/10.1016/j.neuchi.2021.02.001

Walsh N. P. (2018). Recommendations to maintain immune health in athletes. European journal of sport science, 18(6), 820–831. https://doi.org/10.1080/17461391.2018.1449895

Webster, J., Dalla Via, J., Langley, C., Smith, C., Sale, C. y Sim, M. (2023). Nutritional strategies to optimise musculoskeletal health for fall and fracture prevention: Looking beyond calcium, vitamin D and protein. Bone reports, 19, 101684. https://doi.org/10.1016/j.bonr.2023.101684

Weiss, K., Valero, D., Villiger, E., Thuany, M., Forte, P., Gajda, R., Scheer, V., Sreckovic, S., Cuk, I., Nikolaidis, P. T., Andrade, M. S. y Knechtle, B. (2024). Analysis of over 1 million race records shows runners from East African countries as the fastest in 50-km ultra-marathons. Scientific reports, 14(1), 8006. https://doi.org/10.1038/s41598-024-58571-0

Wilber, R. L. y Pitsiladis y. P. (2012). Kenyan and Ethiopian distance runners: what makes them so good?. International journal of sports physiology and performance, 7(2), 92–102. https://doi.org/10.1123/ijspp.7.2.92

Williams, N. C., Killer, S. C., Svendsen, I. S. y Jones, A. W. (2019). Immune nutrition and exercise: Narrative review and practical recommendations. European journal of sport science, 19(1), 49–61. https://doi.org/10.1080/17461391.2018.1490458

Wing-Gaia S. L. (2014). Nutritional strategies for the preservation of fat free mass at high altitude. Nutrients, 6(2), 665–681. https://doi.org/10.3390/nu6020665

Wolfe R. R. (2006). The underappreciated role of muscle in health and disease. The American journal of clinical nutrition, 84(3), 475–482. https://doi.org/10.1093/ajcn/84.3.475

Este libro se terminó de imprimir en el mes de diciembre de 2024
en Liberdúplex S. L. (Barcelona).